Walk With Your Wolf : Unlock your intuition, confidence & power with walking therapy

ウォーキング・セラピー

ストレス・不安・うつ・悪習慣を自分で断ち切る

Jonathan Hoban
ジョナサン・ホーバン
訳・井口景子

CCCメディアハウス

ウォーキング・セラピー
ストレス・不安　うつ・悪習慣を自分で断ち切る

目次

目次

第2章

本当の自分への第一歩　49

第3章

恥と燃え尽きのサイクル 67

第4章

力を与えること、受け取ること 93

第9章 どれだけあっても満足できない——依存症の病理 205

旅の最後に　279

参考文献　289

はじめに

2度目のカウンセリングも4分の3が終わろうというのに、ビクトリアは相変わらず私の目を見ようとしません。椅子に腰かけた彼女の身構えた雰囲気と、わずかに発する言葉から、ストレスと不安がひしひしと伝わってきます。彼女がこの場所にいたくないのは明らかでしたが、それと同じくらい、彼女が助けを必要としていることも明らかでした。

カウンセリングルームにありがちな灰色の陰うつな室内。私はクライアント（患者）の多くがビクトリアと同じように、この部屋に居心地の悪さを感じ、会話に入り込めないことに気づきました。重圧に押しつぶされそうな彼女に、この部屋がさらなる不安とストレスを与えていたのです。

自分自身がつらかった時期に心地よくいられたのは、どんな場所だっただろう。そう思い返したときに脳裏に浮かんだのは、カウンセリングルームのような閉鎖的な空間ではなく、木々に囲まれた公園などの屋外でした。

私にとって自然とは、多難な時期に私を導き、育んでくれた「万物の母」のような存在。自然の中を歩くことで頭がすっきりとし、心の声に耳を傾ける余裕が生まれました。自然は私を裁いたり、心を掻き乱したりすることなく、周囲の環境や自分の感情に気づかせてくれました。おかげで私は自分に正直になり、自然がいつも無条件にそこに存在しており、自分はもう独りぼっちではないと感じることができました。要するに、自然は私の命の恩人だったのです。

目の前のビクトリアは、怯えた様子で椅子に体を押し込んでいます。

「この状況はつらいですよね」

そう語りかけると、ビクトリアは頷いて答えます。「若いときにもこんなカウンセリングを受けたけれど、うまくいかなかった。嫌いなんです」

「ここでは本音を話しにくい?」

もう一度頷いたビクトリアの目からは、今にも涙がこぼれ落ちそう。

「じゃあ、来週はここで会うのはやめて、外を歩きましょう。ウィンブルドン公園を知ってますか?」

ビクトリアは顔を上げると、初めてリラックスした様子で「はい」と答えました。

「いいですね、ぜひ」

そんなわけで、私たちは翌週からウォーキングを始め、それがビクトリアの回復の旅の始まりとなったのです。

現代社会にはストレスや不安、うつに苦しむ人が大勢います。あなた自身、あるいは身近な誰かも、そんな一人ではないでしょうか。リラックスして素の自分に戻れる時間も場所もない毎日。次々に電話が鳴り、メールが押し寄せ、息つく暇もない職場。仕事の「成果」を常に監視され、容赦なくプレッシャーが降りかかる日々……。

そんな苦しみの中でも、私たちはぎりぎりまで何とか頑張っています。結局、燃え尽きてしまう人も大勢いますが、実はその状況に加担しているのは私たち自身です。しかし、「残業はしません」「今からランチタイムです」とはっきり伝え、苛立ち(いらだ)を募らせる上司からの不当な要求にノーと言える人がどのくらいいるでしょう。それどころか私たちは、「自分の時間」を必死に削って仕事に回しています。

ようやく休みが取れても、混みあったビーチに憂うつな気分で座って、騒がしい子供たちに「消え失せろ」と願ったり、ヨガをしながら涙が止まらなくなったり。爆発寸前の感情を抱えながらも、それを必死に押しとどめています。まるで満杯のゴミ箱に無理やりゴミを詰め込み、見たくないのに捨てられないものを屋根裏部屋に隠すかのように。

そうした感情を直視するのは恐ろしく、危険にさえ感じられるため、私たちは自分の気持ちから目を背けています。そして、職場ではいつもどおりに振る舞いながら、裏では酒や薬物、セックス、ファストフード、スポーツジム、各種セラピーなどにすがって心を落ち着かせようとする――そんな悪循環が続いているのです。

解決策は……

シンプルです。参加費も会員権もアポも不要。ただし、時間と忍耐と（文字どおり）スイッチを切り替える力、そして周囲の環境とのつながりを取り戻したいという熱意が必要です。

解決策は歩くこと。それも、近所のパブや商店街まで行くような「歩く」ではなく、大股でしっかりと歩くウォーキング。体と心を動かし、ストレスを脱ぎ捨て、大事なものに気づき、人生の困難や壁を乗り越える視点を得られるようなウォーキングです。

ウォーキングを始めると感情を整理するゆとりが生まれ、心を癒す自然の力を実感できるようになります。どんな天候であれ、自然の中に身を置くことで、いつの間にか失ってしまった地球との大切なつながりに再び気づけるでしょう。また、リラックスして、あらゆる「騒音」から逃れて自分の直感に耳を傾ける方法も学べます。名づけて「ウォーキング・セラピー」。その大きな利点は、簡単であることです。必要なのは、歩くための時間を確保すること、そして、心を落ち着かせて五感を活性化し、困難に向き合いながら歩ける場所を見つけることだけなのですから。

はるか遠方の野生の地だけが「自然」ではありません。探す気にさえなれば、大都会の真ん中にも自然は存在しています。ロンドンをはじめとする世界中の大都市にも素敵な公園やオープンスペースが数多くあり、地球を身近に感じ、環境とのつながりを実感することができます。自然はあなたのすぐ近くで腕を広げ、あなたを招いています。その呼びかけに応えられれば、素敵な体験が待っているはずです。

この本の使い方

ウォーキング・セラピーはシンプルですが、手っ取り早い解決策ではありません。一貫性と覚悟、マインドフルネス（物事をあるがままに受け入れる心の在り方）、立ち直る力、覚醒する力が必要で、（物理的にも心理的にも）自分の足で立つ必要があります。一晩で成果が出るわけではないと理解し、定期的にウォーキングを続けること。十分な準備を行い、勇気を持って挑戦すること。こうした条件を満たせれば、ウォーキング・セラピーは以下のような効果をもたらします。

- ストレスが減る
- 気分が明るくなる
- 思考が明瞭になる
- 不安が減る
- 周囲の環境とのつながりを深められる
- 健康状態が改善する
- 有害な物質や習慣への依存を減らせる
- 自分自身や身近な人との関係が好転する

とはいえ、この本が唯一の正解ではありません。人は一人一人異なり、それぞれのペースで生きているのですから。

この本には最新かつ実用的なアドバイスと、つらい感情と向き合う際に役立つ歩き方や考え方を鍛(きた)えるアドバイスが満載です。まずは最初のステップから始めてみましょう。すると次第に、自然に対して心と体が前向きに反応することが分かるでしょう。

私は友人兼ガイド役として、あなたと一緒に歩き、自己発見と癒しへの道を案内します。道中で、私自身が依存症に陥った過去や、カウンセラーのおかげでそこから復活した体験談もお話しします。さらに、読者の皆さんの参考になりそうなクライアントのエピソードも紹介します。

誰しもさまざまな重圧を抱えているという意味で、この本は万人向けです。あなたはもう一人ではありません。一緒に旅路を進みながら、世界や周囲の人々との関係、そして何よりも自分自身との関係を改善していきましょう。

注意　友人と一緒にウォーキングをする機会も出てくるかもしれません。ただし、この本を初めて読む際は、セラピー目的で一人で取り組んでください。

狼とともに歩く

人間は皆、野性の本能を秘めた動物であり、狼はそんな人間の二面性を表す最高のメタファー（比喩）です。まず狼は人間の持つ野性と危険性、そして深く暗い感情への恐怖心を体現しています。この恐怖心こそ、動物が生存を賭けて瞬発的に行動するエネルギー源です。その一方で、狼は群れに忠実で、コミュニケーションを大切する極めて社会的な動物でもあります。

私にとって狼は、もう一人の自分を象徴する「影の動物」。後で詳しく触れるように、狼の性質は潜在意識下の私の心や人格のある一面を体現しています。また、環境によって健康や生死が左右されるという点でも、狼と人間には通じるものがあります。

個人的には、私は狼の感受性と忠誠心、知性、社会性に自分を重ね合わせます。人間が素のままの自分でいられる空間を必要とするように、狼にも自由にうろつくためのスペースが必要です。檻(おり)に捕らわれ、狭い環境に置かれた狼は狩りの本能を失い、ストレスを募らせ、野生の環境ではありえないほど警戒心を強めます。毛の光沢は失われ、眼光も、鋭い感受性も消え去り、たとえ新たな環境に慣れたとしても、もはや捕らわれる以前とは別の生き物になってしまいます。

私たちの置かれた状況に似ていると思いませんか？　個人のスペースを侵害しようとする要素にあふれた今の時代を生きるために、私たちは「内なる野性」を取り戻さなければなりません。

檻に閉じ込められたときに起きること

一日の大半を職場で過ごし、それ以外の時間も仕事のことが頭から離れない生活を送っていると、ストレスホルモンの異名を持つ「コルチゾール」の分泌量が高まります。強いストレス状態が続くと、判断ミスを犯す、全体像を見失う、苛立ち、不安、うつ、精神疾患、アドレナリン依存症（スリルや興奮を追い求めずにはいられない状態。酒やドラッグといった外的要因の他に、ストレスが高まったときにもアドレナリンの分泌が増える）など、さまざまなトラブルにつながります。

そんなとき、私たちの体は容赦ないストレスと必死に戦いながら、「戦うか、逃げるか、固まるか」という究極の選択にさらされ続けます。そのうちに自分と他者の間にあるべき境界線の感覚は完全に失われ、人間という動物が大事にケアされるべき存在だということも忘れてしまいます。

一言で言えば、私たちは自分自身を見殺しにしてきたのです。そして私の経験では、最も深刻な心の傷が生じるのは、他人ではなく自分自身に見殺しにされたときなのです。

では、あなたはどんなときに、自分を見殺しにしてきましたか。好きだった趣味をやめてしまったとき？　あるいは、仕事に直結しない人とのつながりを絶ったときでしょうか。過食や酒の飲み過ぎに走ったとき、好ましくないタイプの人物に接近したとき、あるいはもっとシンプルに、あまりに長時間働き過ぎたとき――。どんな場面で自分を見殺しにしがちかを振り返ってみることで、どのタイミングで人生をコントロールできなくなったのか気づけるかもしれません。

　自分の人生を自分でコントロールできなくなる、他者との境界線が消えてしまう、そして「ノー」や「やめて」を言えなくなる――これらが重なると、判断力が鈍り、不安やストレスが高まります。そして、その状態が長期間続くと、自分らしさを見失い、身動きが取れなくなって無力感に苛まれます。見失ってしまった本来の自分を再発見して自らに正直になること、そしてストレスを生む要因をコントロールする手法を学ぶことが、この本の狙いです。

　もう自分を見殺しにするのはやめて、ないがしろにしてきたものを大切にしましょう。そして、「自分勝手」に振る舞う方法を学びましょう。

　自分勝手という言葉には、他人を顧みない利己的なイメージがつきまといます。でも、友人や同僚とパブに行く代わりに、一人で映画館に向かうのは自分勝手な行動でしょうか。同僚がデスクで昼食を取るなか、屋外で1時間のランチを楽しむのは自分勝手でしょうか。答えは、もちろんノー。そんなふうにあなたに思い込ませる権利は誰にもありません。

こうした行動は、自分勝手ではなく「セルフケア」です。他人にどう思われるかは関係ありません。重要なのは、あなたが直感的に何を信じ、どう感じるか。私たちはあまりに簡単に自分の本音を隠し、他人のコントロールに身を委ね過ぎなのです。

幸せに向かって歩く

先ほど、コルチゾールとアドレナリンが頻繁かつ多量に分泌される危険性について触れましたが、対抗手段もあります。「ラブドラッグ」の異名を持つオキシトシン。母子の愛着やボディタッチ、親密さ、笑顔、心地よさを感じるさまざまな行動（ウォーキングを含む）と関連の深いホルモンです。ウォーキングをすると、「幸福ホルモン」と言われるエンドルフィンとともに、このオキシトシンが分泌されて体内をめぐるため、すぐに効果を感じることができます。

実際、２０１５年にスタンフォード大学ウッズ環境研究所（カリフォルニア州）が行った調査では、自然の中を90分間歩いた人は、うつに関連する脳の部位の活動が減少していました。[1] つまり、自然の中で体を動かすことで気分がよくなり、ストレスが軽減し、物事をクリアに考えたり、思考と感情を整理する時間と余裕が生まれるのです。

深刻な問題を抱えているときに、ウォーキングが解決の突破口となるケースは多々あります。判断に迷ったときに「散歩に行こう！」と思い立ち、いい解決策が見つかったり、頭がすっきりした経験のある人は多いのではないでしょうか。

歩くだけですべての問題が解決する？

先にも述べたように、この本が提示するのは手っ取り早い処方箋ではありません。スーパーまで徒歩で往復するだけで、悩みが吹き飛ぶわけではないのです。必要なのは体を動かすこと。それも真剣に。近隣の山に登れとは（今の時点では）言いませんが、脳を活性化したいと本気で願うなら、どんな天候であれ外に出て、自然の中を歩く経験にどっぷりと浸かる必要があります。

ウォーキングをすると決めたら、多忙な日々の中で十分な時間を確保する必要もあります。ウォーキングの前と最中、そして終了後の感覚に意識的に注目するうちに、自分の感情に「名前をつける」ことに徐々に慣れていきます。「幸せ」「心配」「憂うつ」「悲しい」といった具合に感情を言語化する訓練を通じて、頭と体がより効果的に思考や感情をコントロールできるようになっていきます。

こうした訓練は、無意識のうちに内面にため込んでいた感情や、弱いと思われたくなくて隠してきた気持ちを表出させる後押しにもなります。また、気持ちに関する語彙を増やし、自信と自尊心を高め、心身のストレスを和らげ、解放感と安心感という大切な感情をもたらしてくれる効果もあります。その習慣がない人にとっては、慣れるのに少々時間がかかるかもしれませんが、気持ちを言語化するのは恥ずかしい行為ではありません。

体を動かすと、思考がクリアになります。とりわけ自然の中でのウォーキングには、なくしてしまった自然との精神的なつながりを再構築する力があります。

ビクトリア

子供時代の私はずっと「神経質な子」でした。周囲からは自信があるように思われていましたが、実際には苦しいほど内気で繊細でした。ジョナサンと一緒に歩き始めると、すぐに変化に気づきました。仕事の前にウォーキングをすると、その日一日が快適なのです。

気持ちが落ち着き、自分への理解が深まっていきました。お酒と夜遊びをやめ、すべてがうまく回り始めました。

自分自身に語りかける方法を学んだおかげで、集中できるものも見つかりました。以前はいつも気が重いだけでなく、心の動きなんてまったく分からなかったのに。

私の願いは、この本を読み終えたとき、読者の皆さんが生まれたままの自分に戻れること。壮大な目標ですが、皆さんに「生きている」という感覚を取り戻してもらうことが私のミッションです。

ウォーキングは五感を刺激し、体と心を活性化させます。ストレスや不安に苦しみ、燃え尽きてしまう日々に終止符を打ち、本来の自分を取り戻すことができれば、穏やかな気持ちで自分に正直に向き合えることでしょう。

ウォーキングによって本当に悩みが消える？　答えはイエス。正しく実行すれば、健康で幸せな人生に向けて必要な変化を起こしやすくなるはずです。

第1章

ストレスという名の野獣

「すべてを失ったとき、野生の何かと出合うものだ」

パトリック・ネス著『怪物はささやく』より

では、いよいよ外へ繰り出そう……と言いたいところですが、この章ではまず、現時点でのあなたの状態を確認するとともに、ウォーキング・セラピーを成功させるための準備について説明しましょう。

ただし、本題に入る前にまずは、セラピストが普通は行わないこと――私自身が経験してきた苦難についてお話ししたいと思います。

カウンセリングルームに入ると、セラピストは「ここでは話したいことを、何でも自由に話していいですよ」と言います。もちろんそのとおりですが、その場にいるのはあなただけではありません。

カウンセリングの世界では、自身の経験を事細かに開示するリスクを負うのはクライアントの側ばかりで、セラピストは最小限の返答と感情面のアドバイスを返すだけ、と昔から相場が決まっています。でも、これはとても残念なことです。クライアントがセラピストから学ぶのと同様に、私たちセラピストの側もクライアントから多くの学びを得ているのですから。カウンセリングのセッションは本来、互いの人生経験を共有しながら関係を深め、双方の学びにつなげる場なのです。

私自身の過去について話をすると、クライアントは自分と似た経験をした人が他にもいると知り、安心感を覚えるようです。他人の経験を自分に重ね合わせることは、逆境にある人が孤独から抜け出す際の強力な助けとなるのです。

私はセラピストとして、自分の過去を語り、人生経験を通して得たものをクライアントと共有することが有益だと感じています（もちろん、クライアントの悩みに関係する話題や、クライアントとの関係構築に役立つ内容に限りますが）。クライアントとセラピストの間には境界線が必要ですが、こうして向き合っているのも何かの縁。

そんなわけで、読者の皆さんにも私のこれまでの人生について少しお話ししましょう。

私の物語

私はロンドン南西部で、アカデミックな家庭の4人きょうだいの末っ子として育ちました。私が生まれたのは父が50歳のとき。父はいわゆる「本物の紳士」でした。第2次世界大戦では英国王室海軍に所属し、その後は出版業界やBBCで報道に携わりました。信心深く、宗教音楽を愛し、後に西ロンドンのブロンプトン礼拝堂の音楽監督を務めたほどです。

母はアイルランド出身のプロのオペラ歌手。家は常に音楽で満たされ、家族全員にとって素晴らしい母でした。母は私に、超自然的な存在が登場する神話の世界の物語をよく話してくれました。私が突飛な行動や、おかしな空想を愛する夢想家に育ったのも当然ですね。でも、物事を探求し、大きな夢を抱き続ける大切さを教えてくれた母には感謝しています。

きょうだいはそろって優秀で、それぞれ名門と言われる学校に進みましたが、私は違いました。読字障害の傾向があった上に極めて神経質で、自由に過ごしたいタイプの子供だったため、学校の競争社会になじめなかったのです。当時の私は人生を愛しつつ、恐れてもいました。どう振る舞うべきか分からず、内気で不安に苛まれ、自尊感情が低く、自信もない。学校でいじめられ続けたことも足を引っ張りました。何度か転校しましたが状況は変わらず、恐怖心に飲み込まれて逃げ場がないと感じていました。

12歳のとき、母が結腸癌と診断され、5年の闘病を経て亡くなりました。母の闘病中、私は徐々に学業を投げ出し、苦悩から逃れるために酒に手を出すようになりました。そして、母が死んだ直後に退学。居場所のない学校にしがみつく時間がもったいなかったからです。

モデルと俳優を目指して何度も挫折した後、私は両親から受け継いだ音楽の才能を生かすべく、バンドに入って歌を書き始めました。ようやく見つけた自分の居場所。酒が好きでドラッグの楽しみも知りましたが、そんな生活もロックミュージシャンという肩書きとうまくマッチしていました。

5年後、母の命日の翌日に、今度は兄のリチャードが自宅で亡くなりました。享年32歳。死因は、ヘロイン中毒の治療薬であるメタドンの過剰摂取でした。母に次いで、深く分かり合えていた兄まで失った事実は、私の人生を根底から揺さぶりました。妻を癌で亡くし、さらに長男を突然に奪われた父の傷心ぶりも、私の心の傷をえぐりました。

もうどうでもいい……。私は酒とドラッグに一段とのめり込み、危険で怪しい場所に入り浸るようになりました。率直に言えば、今生きているのが不思議なほど。もはや笑い話にできる次元ではなく、私は完全に自分を見失っていました。

そんな私を救ってくれた人が2人います。一人目は、当時私のマネージャーだったロナン・オライリー。海賊放送局「ラジオ・キャロライン」の創設者で、私を常に信じてくれた人物です。私を自分の息子のようだと言い続けてくれたオライリーは、私にとって第2の父であり、ロールモデルでした。彼は私に「お前はバカじゃない」と繰り返し伝え（学校の成績が悪かったため、自分をバカだと信じていたのです）、怒りを吐き出させてくれました。自身も反逆児だった彼が私のハチャメチャを受け止めてくれたおかげで、私は自分の意見を自由に口に出せるようになりました。

私を救ってくれたもう一人の人物は、名前も知らない少年です。髭面でむさ苦しい風貌の23歳の私がある日、道端でコカインの余韻に浸っていると、母親と男の子が通りかかりました。少年は立ち止まって私を見つめると、「ママ、この人大丈夫かな？」と母親に問いかけました。

その瞬間を私は一生忘れないでしょう。突然、心の中に光が灯りました。私の外見など気にせず、純粋に心を寄せてくれた少年。彼の言葉は、私の中に再び希望と愛を呼び起こしました。おかしな話ですが、少年が私を否定せず受け入れてくれた、ただそれだけで自分が価値のある人間だと感じられたのです。この貴重な瞬間がきっかけとなって、私は強さと本来の自分らしさに目覚めました。

こんな生き方はもう嫌だ、自分を変えるしかない——少年に出会った直後から、私はリハビリ施設に通い始め、カウンセリングを受け、酒とドラッグを断ち切りました。

カウンセリングを通して分かったことがあります。総じて見れば、私は愛情豊かな両親の元で幸せな子供時代を過ごしました。でも一方で、本当の意味で大事にしてはもらえなかったという思いが心の傷となり、それが孤独感や、理解されないという怒りを生み出していたということです。

さらに、目上の人とトラブルを起こしがちで、自分の人生に責任を持ちたがらない傾向が強いことも浮かび上がりました。皆いつかは自分から離れていくと感じていたために、他人を信用できず、親密な関係を築けない。要するに、当時の私は不安とストレスに溺れ、自分が何者でどこに向かおうとしているのか分からなかったのです。

そこで私は、自分の直感に従い、この本で皆さんにお勧めしていること――定期的なウォーキング――を始めてみました。

自然の中での毎日のウォーキングは、私に人生を立て直す強さをもたらしてくれました。木々の間を歩いていると、居場所を得た感覚と、私を支えてくれるエネルギーとのつながりを感じます。自分は私を守り、育ててくれる強大な自然の一部であり、自然こそが私にとっての「万物の母」だ――そう気づいてからは、自然との絆を深めることに力を注いでいます。

母と兄を亡くした結果、若き日の私は愛を見失いましたが、木々や野原や公園の中に再び愛を見出しました。自然は私を裁くことも、何かを要求することもなく、ただ私を包み込んでくれます。人生を襲った苦難と、それに負けてしまった自分に絶望していましたが、自然はそんな私の手を取り、さまざまな感情を経験させながら、穏やかな心と、人生をコントロールできる感覚を取り戻せる場所に導いてくれました。

ウォーキングによって私は、心の中の「雑音」を蹴散らし、進むべき方向を見つけるための安心できる場所に出合いました。自然は時に荒々しく恐ろしい存在ですが、ウォーキングのおかげで自然とつながり、本来の自分に戻って思考と感情を整理できるようになったのです。

人間は皆、自然の一部。自然に向かって両腕を広げれば、自然も同じように私たちを受け入れてくれるのです。

ストレスと社会とあなた

現代社会は過去（わずか10年前でも）とあまりに違う、と感じている人は多いようです。インターネットとＳＮＳによって、職場環境も個人の生活も激変しました。成果を求める重圧にさらされ、単に仕事に励むのではなく、励んでいるように「見える」よう誰もが必死で頑張っています。すぐに対応できるよう常にアンテナを張り、コーヒーブレイクどころか、息つく暇もありません。

テクノロジーの進化に伴い、私たちは無意識のうちに世の中の動きに合わせて生きることを強いられています。どれだけ働いても仕事は終わらず、ＳＮＳのプレッシャーからも逃れられない……。その結果、自分より人気がありそうな人や、うまくやっているように見える人（実際はそうでもない場合が多いのですが）と比較して、自尊感情をすり減らしています。

すべての電源を切って雲隠れすればいい？　確かにそのとおりですが、いったいいつまで？　テクノロジーと仕事のストレスは知らぬ間に生活の奥深くにまで入り込んでおり、常に返信やコメントを求めてきます。さらに、「応答しなかったらチャンスを逃すのではないか」という恐怖心もあります。若者のスマホ中毒がよく問題視されますが、大人だって似たようなものではないでしょうか。

こうした超ハイテク社会の要求は、過度のストレスを生み出します。イギリスのシンクタンク、メンタルヘルス財団によれば、英国ではストレスによって何百万人もの人々が精神の健康を害しており、「現代の公衆衛生の大きな課題の1つですが、体の健康問題ほど深刻にとらえられてはいない」ということです[(2)]。

ストレスは、何らかの「脅威」に出合ったときの原始的な反応です。大昔の人間にとっての「脅威」が野生動物や対立する他の部族だったように、脅威の対象は時代によって変わりますが、人間の反応はおおむね同じ――警戒モードのスイッチがオンになり、アドレナリンやコルチゾールといったホルモンが分泌され、「戦うか、逃げるか、固まるか」の意思決定に備えます。

短時間であれば、こうしたストレス反応は、意思決定に神経を集中させられるという意味で有益です。しかし、山積みの仕事や家事、SNSの洪水などの「脅威」にさらされ続け、ストレスホルモンが高い状態が続くにつれて、体はじわじわとストレスの影響に蝕まれていきます。

短期か長期かにかかわらず、強いストレスは脳を視野狭窄（きょうさく）状態に追い込み、徐々に周辺的な出来事に目を配れなくなります。その結果、人生において大切なものを見失いがちになり、やがて家族との関係や社会生活に数々の悪影響が生じるのです。

さらに自分らしさの軸が揺らぎ、誤った判断を下しがちになる恐れもあります。それ以外の症状としては……

- 恐怖心や不安
- 心配性
- 競争志向
- 責任に押しつぶされそうな感覚
- 給料のために身動きが取れない感覚
- 怒りっぽくなる

- うつ
- 慢性疲労
- 睡眠障害、嫌な夢を見る
- 過食・拒食
- 酒の飲み過ぎ

セラピストは、ストレスから生じた問題が蓄積し、体が「もう無理！」と悲鳴を上げる、いわゆる「燃え尽き状態」のクライアントと日々向き合っています。メンタルヘルス財団の2018年の調査によれば、成人の4分の3がストレスに打ちのめされている、または対処できていないと回答。その結果、イギリスの労働日数の損失は年間延べ1250万日に上るといいます[(3)(4)]。世界中の先進国で似たような状況が起きているとしたら、事態は本当に深刻です。実際、WHO（世界保健機関）は、この状況を「疫病（えきびょう）」と称しているほどです。

ではここで、私のクライアントの声を聞いてみましょう。まずは、NHS（イギリスの国民保健サービス）の医療機関で働くビバリー。仕事の重圧は大きいものの、仕事自体は好きだったそうです。

ビバリー

毎日13時間働き、極度のストレスを抱えて帰宅するうちに、すべてがおかしくなっていきました。心配症ではなかったのに不安に苛まれ、通勤途中にパニック発作を起こすようになりました。職場が近づくと喉元にパニックがせり上がってきて、涙を流さない日はないほど。自分が自分ではないようでした。仕事がない日は家で泣いてばかり。ひどい状態でした。

初めて会ったとき、ビバリーは心身の健康を最優先して自分を労る（いたわ）という発想を失っていました。過度のストレスで顔面が紅潮し、酒飲みではないのに、アルコール依存症を疑ったほど。正直に言えば、今よりも10歳ほど老けて見えました。

ビバリー

かかりつけ医に仕事を3カ月間休むよう言われましたが、できませんでした。プライドの問題です。ジンバブエ出身の私にとって、仕事はとても大切です。私が出勤しなかったら、誰が患者さんの世話をするのでしょう。同僚にも申し訳なくて、何が正しいのか分からなくなってしまいました。今思えば、愚かでした。

一方、カトリーナは自身の経歴と今後のキャリアをめぐる重圧に押されて、仕事にのめり込んでいました。

カトリーナ

独身で、ストレスの多い仕事に就いており、自信喪失と肥満の問題を抱えていました。人生に楽しみを見出せなかったのです。稼げる仕事に就くよう言われて育ち、人生を楽しむことを忘れていました。公立の学校に進んだきょうだいの成績が芳しくなかったので、父は私を私立の女子校に入れましたが、私には合わなかった。成功しなければならないという罪悪感を背負い、いじめに苦しみました。

カトリーナはとても知的な女性ですが、極めて敏感で、自分の心のケアを完全に放棄していました。毎日12時間働き、休憩タイムも週末もなし。高収入によって手に入れたライフスタイルに固執し、他者との境界線が曖昧で、悪循環から抜け出せずにいました。自身の問題にじっくり向き合えず、手っ取り早く状況を改善したいという無謀な願いを持っていました。

3人目は、「はじめに」で紹介したビクトリア。彼女は15歳のとき、かかりつけ医に誤ってうつ病と診断され、10年以上経っても誤診の影響に苦しんでいました。重圧の強い業界で働き、上司から嫌がらせを受けていた彼女は、飲酒とドラッグ、パーティー三昧の生活に走りました。

ビクトリア

誰とも会話ができないほど落ち込みました。理由も分からず、心が折れてしまって。上司に怒られても、泣き崩れるだけ。周囲からは自信家に見えていたようですが、内気で敏感な内面を、毎晩飲み歩くことで隠していたんです。遊び歩くのは楽しくて、深くは考えていませんでしたが、お酒によって自信を取り戻そうとしていたのだと思います。

ビバリーとカトリーナ、ビクトリアのストレスへの対処法は三者三様ですが、共通点もあります。どれも不健康で効果の薄い、目先の対策だということです。3人とも、自分を大切にする「セルフケア」の発想がなく、対面のカウンセリングで自己開示をしたがらない点も似ていました。ただ、カウンセリングルームでのセラピーに居心地の悪さを感じつつも、現状を打開するために「何かしなければならない」という認識は持っていました。

ベースキャンプへの最初の一歩

ストレスを自覚すること自体は難しくありません。実際、この本を手に取ったことで、あなたはすでに一歩を踏み出しています。でも、ストレスとうまくつき合うには、それなりの行動と変化が必要で、自分の弱さと向き合う勇気が問われます。

切羽詰まって「やけ」を起こすことで、ようやく感情のままに行動できる場合もあります。たとえば職場で悩みを抱えているのなら、今すぐ椅子から立ち上がり、オフィスのドアを出て二度と戻らなければいいのです。それはやり過ぎ？　確かに、たまった請求書や養うべき家族がいる現実を考えれば、行動を起こす前に熟考する必要はあるでしょう。

困難や変化を伴う課題に取り組む際の鉄則は、「スモールステップ」を積み重ねること。性急に無謀な決断をして、最初の関門でいきなりつまずくケースが数多く見られますが、最初から山の頂上にたどり着く必要はなく、まずは「ベースキャンプ」を目指せばいいのです。

今のあなたに必要なのは、選択や決断を通じて自分の人生をコントロールする力。この力が足りないと、自分と他者の間に適切な境界線を引く、現実的なゴールを設定する、状況を冷静に判断して本当に価値のあるものを見極める、といったことができなくなり、ストレスがたまります。

狼もいきなり獲物に突進するわけではありません。じっと待ち、襲いかかる最善のタイミングを探ります。

すでに多大なストレスを抱えているあなたには、現時点では大きな決断をする余力がないかもしれません。ですから、当面の目標はスモールステップを1つずつ進むためのルーティンづくり。その上で、ウォーキング・セラピーについて具体的に検討していきましょう。このプロセスで留意すべきは、あなた自身の次の3つの側面です。

- 心理面
- 身体面
- スピリチュアルな面

この３つはどれも良好なメンタルヘルスを維持するのに不可欠な要素で、チームのように互いに影響し合いながらバランス感覚や健康状態を高めてくれます。この３つの側面について、ウォーキング・セラピーがもたらす効果をもう少し詳しく見ていきましょう。

心理面の効果

ウォーキング中の脳の働きは、体の動きと連動しています。長時間座っていると、屋外で動いているときと比べて認知機能の働きがはるかに鈍くなります。動物の脳にとって、座っている状態は食事か、睡眠か、毛づくろいしているかを意味するからです。一方、歩いている状態は「神経を張りめぐらせて、狩りをしている」と認識され、脳の働きが活性化します。

これに加えて、ウォーキングにはドーパミンやセロトニン、エンドルフィン、オキシトシンといった「幸福ホルモン」や、アドレナリンの分泌を促す効果もあります。その結果、気分が明るくなり、元気で幸せで、満たされた感覚を得られるのです。

感情と体の動きはコミュニケーションの基盤であり、意識しているか否かにかかわらず、精神状態は姿勢やしぐさ、歩き方に表れるもの。ウォーキングは心を解きほぐし、感情を整理しやすくしてくれる上に、ボディランゲージを使って内面をオープンに表現する後押しにもなります。室内での対面カウンセリングからウォーキング・セラピーに切り替えたクライアントに表れた大きな変化の1つが、この点でした。

なかでも、自然の中でのウォーキングの効果は絶大です。音や匂いや景色が、記憶と思考、感情を呼び覚ましてくれるのでしょう。

身体面の効果

ウォーキングの健康効果は計り知れません。血圧を下げ、マイナス思考を脇へ追いやることで心身のストレスを低下させます。コレステロール値を低下させ、代謝を活性化し、体重を減少させる効果もあり、その結果として血のめぐりが改善され、各臓器に酸素と栄養が行き渡り、頭がすっきりすることにもつながります。こうした効果を考えると、やはり継続的なセルフケアは何よりも優先されるべきだと痛感します。

スピリチュアルな面の効果

「スピリチュアル」という言葉に拒否反応を示す人もいます。ビバリーもそういうタイプだったので、私は代わりに「つながり」という言葉を使うことにしました。表現はともかく、スピリチュアルな側面があるからといって、ウォーキング・セラピーを敬遠しないでほしいと願っています。

人間の体はもちろん物質で成り立っていますが、だからと言って「魂」の存在を否定することはできませんし、互いにつながりたい、自然と一体になりたいという根源的な欲求は誰にでもあると、私は信じています。だからこそ人間は、周囲と切り離されたと感じたときに、気持ちが不安定になり、さまざまなつらさを感じるのでしょう。

ストレスが高じて視野が狭くなり、自分を癒してくれるものの代わりにストレス源となるものにばかり目が行くようになると、自分の内面のスピリチュアルな（あるいは、つながりを求める）感情が死んでしまいます。

自然の中でのウォーキングは、自然との深く、強い結びつきを感じさせてくれます。かすかにでもこの感覚を実感できれば、心の回復と幸福感、心身の健康にとってスピリチュアルな要素、あるいはつながりがいかに大切かを理解できるでしょう。

それを実感した例として、ジェリーのケースを見てみましょう。

ジェリー

自分の置かれた環境は、精神状態を映し出す鏡だと思います。閉じ込められた気分になりがちな都会の真ん中で、部屋やオフィス、自宅の中に籠（こも）っていると、籠（かご）に捕らわれたような気分がさらに悪化します。外に出た瞬間、天に上るような気持ちになり、解放感で精神状態が一変します。

時間を取り返す

ここまでの説明で、外に出て歩くことの意義は伝わったと思います。でも、問題がありますよね？　優先順位と責任の問題です。

まず、のんびり歩いている暇がありません。仕事を抱え、締め切りに追われ、上司の歓心も買わなければいけない。子供は一人で習い事に行けないし、家事もたまる一方……。

よく分かります。時間は貴重です。特に仕事に多大な時間を取られている場合には。でも、先延ばしと言い訳を繰り返していても、セルフケアがますます足りなくなるだけ。本気でウォーキングをしたいなら、そして、本来の自分を取り戻し、自然が与えてくれる修復力を活かしたいなら、「自分の時間」を確保することを最優先にすべきです。自分自身に誓いを立て、それを継続するしかないのです。

何もエベレストに登頂せよ、とか、国の端から端まで歩け、と言っているわけではありません。ただ「自分の時間を、自分の裁量で、自分のために使います」と宣言してほしいだけ。それだけで、人生をコントロールし、他者との間に境界線を引くという、現状ではできていない一歩を踏み出すことになるのです。今すぐ週間スケジュールにウォーキングの時間を書き入れ、その時間を死守しましょう。

エクササイズ

20分を確保する

手始めに、２つの簡単な行動を実行してみましょう。

１つ目として、コーヒーか紅茶を用意し、何もしないでゆっくり味わいます。ランチに出かけてコーヒーを注文したり、知り合いと純粋におしゃべりを楽しむのもＯＫ。仕事に無関係で、電子機器を使わず、普段の生活で後回しにしがちな「何か」に20分間没頭します。

さあ、外に出て近所を歩き、空を見上げて新鮮な空気を吸い込み、屋外で同僚とおしゃべりをしましょう（仕事以外の話題を選ぶこと）。なお、このエク**ササイズは自分のためだけに、自分一人で実行してください。**

2つ目は振り返りです。この課題を行った感想を、日記帳または以下のスペースに書き込んでください。短い時間であっても、自分と他者の間に境界線を引き、自分のために時間を確保した感覚を振り返りましょう。

20分間で行ったこと

感想

ビクトリア

どん底の気分になるのが怖かったけれど、最近はお茶を飲む、妹と電話で話す、姪に会うといった対処法を見つけました。冬はＳＡＤ（季節性感情障害）のせいで落ち込むこともありますが、日焼け用のベッドを用意して気分を高めます。ジョギングをすることもあります。走っている間は泣けませんから！　こうした簡単で小さな行動を積み重ねることで、どん底にまで落ち込むことはなくなりました。

大切なのは、20分間という短い時間を1日に数回、それも毎日確保すること。そうすることで、セルフケアが習慣化すると同時に、自分のための小さな行動に時間を費やすのは自分勝手ではなく、長い目で見ればプラスに働くと納得できるようになります。

さらに、このエクササイズを行っている自分を望遠鏡の反対側から眺める視点を持つことで、「何をしなければ自分の時間をさらに増やせるか」を考える機会にもなります。スーパーでの買い物や洗濯を翌日に先延ばしにしてみる？　携帯電話の電源を切って、ＳＮＳから離れてみる？

この本が提唱するウォーキング・セラピーに集中するために、もう1つお願いしたいのは、ウォーキング用の靴かブーツを購入することです。店に出向いて、雨などに強く、足にフィットする一足を選ぶ行為は、「旅」に向けて心身を整える格好の準備運動。ウォーキングを始めるのだと脳に教え込み、雨も泥も氷も雪も気にせず進みましょう。

「悪天候なんてない。準備が足りないだけだ」という言葉があるように、十分な準備はウォーキング・セラピーを成功させる大切な土台となりますから、これから始まる「旅」に備えて必要な準備を怠りなく。また、こうした準備に真剣に取り組む中で思考が整理され、ウォーキング以外の行動に挑戦する道も開けるかもしれません。

第2章

本当の自分への第一歩

「狼の群れに入ったら、狼のように振る舞え」

ニキータ・フルシチョフ（ソビエト連邦最高指導者、1953〜64在任）

狼は観察眼の鋭い動物です。野生動物の常として、状況を的確に観察し、直感を駆使して正しい判断を下せなければ、命を落とします。

一方、現代社会に生きる私たちは、観察するよりもむしろ、観察されながら生きています。どれほど高い地位にあっても——あるいは、出世の階段を上れば上るほど——常に裁判にかけられているような感覚を覚えるかもしれません。まるでサーカスの動物のようにパフォーマンスの出来を評価され、私たちを評価する人もまた、もっと上の誰かに評価されています。

さらにプライベートでも不安に駆られ、自問自答が続きます。自分はいい親だろうか、いい夫・いい妻だろうか、私は何者なのだろう……。1章で見たように、こうした疑念や恐怖心、不安が心に雑音を生み出し、体にストレスを与えます。

そんなとき、人の視線を気にせずに真正面を向いて周囲を観察し、あらゆる方向から押し寄せる雑音をシャットアウトできれば、直感を解き放ち、本当の自分の声を聞けるようになります。

自然の世界は、穏やかで平和です。そうした環境に身を置き、とりとめもなく考えながら歩くうちに、有意義な思考が浮かび上がってきます。そうやってたどり着いた「本当の自分」は、他人の意見や態度に左右されることなく、独立した個人としてのあなたに必要な決断を下してくれるはずです。

困難な状況を冷静に分析できるようになると、「私にはできない、やらない」と言っていた自分から、「私ならできる、やってみせる」と言える自分に変化していきます。自分の裁量で行動しているときの力強い感覚がよみがえってくる瞬間を、きっと実感できることでしょう。

初めのうちは簡単ではない場合もありますが、ウォーキングが可能な場所ではとにかく試してみることをお勧めします。練習を重ねるほど上達するのは世の常ですから。最後にもう1つ、ウォーキング・セラピーを始めるに当たって、ぜひ心に留めておいてほしい点があります。歩き始めると、頭の中で色々な声が聞こえてきますが、良い物語にも悪い物語にも耳を傾けましょう。物語の結末を変える力はあなたの中にあるのですから。

準備体操をする

では、ウォーキング開始に向けて順を追って解説しましょう。まず、スケジュール帳に歩く時間を書き入れます。仮定の話や言い訳は禁止。1週間先までの予定を確認し、ウォーキングのための1時間を確保します。

1時間なんて長過ぎる？　そんなことはありません。どんなに多忙な人でも1週間に1時間くらいはひねり出せるはず。スケジュール帳やオンラインのカレンダーに今すぐ書き込んでください。

歩く時間帯は、朝でもランチタイムでも夕方でも構いませんが、個人的には朝をお勧めします。新鮮な気持ちを感じやすく、一日の準備体操として心を整えられるからです。

書き入れましたか？　私はこの本を通して、皆さんに指図するような態度はできるだけ控えるつもりですが、約束事が極めて重要な局面があるのも事実です。ウォーキングの予定を書き入れることは、そんな約束事の1つ。変更不可の「絶対に尊重されるべき務め」を設定しておくことが、弱気になったり、先行きに不安を覚えたりしたときに自分の力を信じる土台となります。

どこを歩くか

やみくもに歩き始める前に、自宅の周辺環境を観察しましょう。都会？　郊外？　それとも田舎？　田舎であれば、緑豊かなエリアや小道を探すのは難しくないでしょう。一方、都会や郊外の場合は自然が少ないと考えがちですが、実はそうでもありません。ロンドンだけでも、３０００以上の公園と、３万５０００エーカーの緑豊かな公共空間、そしてなんと８００万本もの街路樹があります。つまり、どんな大都会の住人にも、自然豊かな場所を見つけられない理由などないわけです。

自然の中を歩かなければウォーキング・セラピーの効果を得られないわけではありませんが、可能な限り、緑の多いエリアを探すことは重要です。たとえば、通勤の一部を徒歩に変えてはどうでしょう。1時間早く家を出れば、ウォーキングをしても始業時間までに職場に到着できます。仕事を終えた後に公園や森、川沿いの道を選んで徒歩で帰宅するのもいいでしょう。住んでいる地域の地図を広げ、緑の多いエリアや散歩にちょうどいい道を探してみましょう。

ジェリー

ロンドン中心部のリージェンツ公園の中を歩いて通勤しています。足の裏の感覚を意識しながら、芝の上をゆっくり歩きます。周囲の空間と触れ合い、重圧を感じることも非難の的になることもなく、生き返った気分がします。ウォーキングの空間と時間を自分で作り出しているおかげかもしれません。「他のことをしない」ためには自制心が必要ですし、ただ歩くだけの時間を捻出するには、さらなる自制心が求められます。

ウォーキング日記

ウォーキングの記録をつけているクライアントほど、自分の変化に敏感です。といっても、網羅的な日記を書く必要はありません。歩いた日時と場所、スタート前の気分を記録し、歩き終わった後に感想と、道中での自分や周囲の様子について気づいたことをメモするだけです。

長年のパートナーとの別離がきっかけでうつ状態に陥ったマットは、うつの期間にも日記をつけていました。彼の頭の中は、子供までもうけた元パートナーのことでいっぱいで、彼女と離れて暮らす人生など想像もできませんでした。以下の記録は、マットがウォーキングの初日に記したものです。

6月7日
歩いた場所：地元の森
時　　間：1時間

同　行　者：犬だけ
スタート前の気分：気が重い。長期のストレス、仕事に縛られがち、時間に細かい、未来への過剰な不安、メンタル面の問題多数
歩き終えた今の気分：ゆとりを感じ、過去と未来についての思考から離れつつある。できる範囲で「今、ここで」に目を向ける。
聞こえたもの：高速道路が近くにあったが、気になるほどの距離ではなかった。ゆっくり歩くと背中と肩が痛い。疲れたが、強くなった気がした。犬の警戒心や敏捷性、刺激への反応を観察しながら、「狩り」の本能が湧き上がるのを感じた。犬は10歳だが、若返ったように見えた。
　帰り道に静かなベンチを見つけて仮眠を取った。頭の中に歌が響いた。ローリング・ストーンズの「ビースト・オブ・バーデン（荷物持ち）」。目が覚めたとき、「重荷をおろせばいい」という声が聞こえた気がした。

　歩き始める前の気持ちを書き留めることで、これから始まる旅に向けて心の準備をし、予測ができる状態になります。「自分のための行動」に神経を集中させるという

意味で、これは大切なステップです。自分のために使える時間は貴重であり、事前の準備はウォーキング・セラピーのスピリチュアルな効果と心理的な効果を引き出すための重要なカギとなります。

準備という行動には、時間を自分のコントロール下に置くという意義もあります。自分の裁量で時間を使えない状態が、ストレスや不安、混乱の元凶となっているケースは少なくありません。一連の準備は些細なことに思えるでしょうが、自分の時間を責任を持ってコントロールする重要性を理解する大切なプロセスでもあるのです。

歩き方

「歩き方」と言われても、一方の足をもう片方の足の前に出す動きを繰り返すだけ……と思っていませんか。それは誤解です。

皆さんは、ウォーキング・セラピーという冒険に初めて挑もうとしています。つまり、不安や気分の落ち込み、ストレスなどと向き合う道を選んだわけですが、そうした内面の現状は往々にして、動きが遅い、視線が下がる、肩を落としているなどの形で外見にも表れています。

重荷を背負っているような感覚は、すぐには消えないでしょう。それでも、「荷物」を軽くするためにできることはあります。頭を下げて歩く代わりに、姿勢を意識してまっすぐに立ち、目的と自信を持って歩いてみましょう。

「自信のあるふり」でも構いませんから、まずは5～10分試してみること。「ふり」であっても、6章で解説する「ピグマリオン効果」が期待できますが、今の段階では、自信を持って歩くことには意味がある、とだけ覚えておいてください。

しっかりした姿勢で歩いているときには、脳から体に「思い切って力強く動け」と指令が送られています。また、思い切り体を動かせるようになると、それが自己肯定感を醸成し、さらなる自信を生み出します。一つ一つの動きが神経ネットワークに影響を与えますから、この訓練は、ウォーキングに前向きに取り組むための効果的なエクササイズとなります。

ネガティブなエネルギーをポジティブなものに変換できる点も、この訓練の効能です。それも一時的ではなく、長期的に。前向きなエネルギーが積み重なると徐々に、意思決定の際に自信を持って決断できるようになり、不安や先送りを減らすことにもなります。

とはいえ、今の段階ではまず、1時間のウォーキングを気持ちよく行うことに集中しましょう。そのためのコツをいくつか紹介します。

●力強いストライド　力強く、自信に満ちたストライドで歩きましょう。やや速めのペースで、足の動きに合わせて腕を前後にしっかり振ります。一歩ごとに地面を踏みつけるイメージで。そうすることで地球とつながり、ネガティブなエネルギーを追い出すと同時に、ストレスとコルチゾール分泌量も下がります。

●力強い姿勢　肩を後ろ向きに回し、頭を上げてまっすぐに立ち、体幹とバランスを鍛えます。ちょうどいいペースと歩幅を守ることによって、耐久力とスタミナも改善されます。30～60分のウォーキングで効果を実感できますから、それを週3回行えば相当なものです。

●力強いイメージ　力強いイメージを思い浮かべ、想像力を羽ばたかせながら歩きましょう。動物たちが野原を自由にうろつき、周囲を観察し、夢を見るように、人間もそうすべきです。

幼い頃の私は、国から国へと飛び回る巨人になったつもりで、歩道の敷石の上をジャンプしていました。子供時代について振り返るときはぜひ、そんな具合に想像力を駆使して、気楽に現実逃避を楽しんでみましょう。

注目すべきは、こうした歩き方を実践する際に、ウォーキング・セラピーがもたらす3つの効果――心理面、身体面、スピリチュアルな面――が見事に連動する点です。大股で歩く動作には、体を鍛え、ネガティブなエネルギーを排除するという身体面のメリットがあると同時に、心理面では脳からの指令によって必要な神経物質が分泌され、少しずつ自信が湧いてくるという効能があります。さらに、一歩ごとに足元の大地を感じることで、スピリチュアルな面で地球や自然とのつながりを感じられます。

IT機器を置いていく

スマートフォンを肌身離さず持ち歩くこと自体の是非を論じるつもりはありません（私も持ち歩いています）。問題は、ウォーキングの際にスマホを置いていくべきか、イヤホンで音楽やポッドキャストを聞きながら歩いてもいいのか、という点です。

私としては、電子機器はできる限り自宅に置いていくよう、それが無理でもせめて電源だけは切るよう推奨します。

ウォーキング・セラピーの第一の目的は、自然との間に癒しの関係を築くこと。音楽を聞いたり、ＳＮＳの画面を眺めたりしていては、瞑想に入り込もうとしても中断されてしまいます。特に緑豊かな空間には、癒しにつながる音があふれていますから、そうした音に耳を傾けましょう。電話の着信音や問い合わせのメールは、ウォーキングの役には立ちません。

一方、都市部でのウォーキングは事情がやや異なります。自宅を出た瞬間から、車の騒音や建設現場の作業音、すれ違う人々の話し声などが押し寄せます。こうした雑音が気にならない場合は問題ありませんが、もし気が散ってしまうなら、イヤフォンを着用して瞑想的な音楽を聴き、地球とのつながりに意識を集中させて歩きましょう。ただし、電話の着信音はミュート（消音）にし、ＳＮＳは無視すること。ウォーキングの時間は、他人に邪魔されない自分のための時間なのです。

エクササイズ　初めてのウォーキング

1回目のウォーキングはシンプルに行きましょう。どのくらいの時間を割けるのか確認し、これから始まる旅に備えます。天候を調べ、ルートを選び、携帯電話の電源を切ります。

歩き始める前に、今の気分（ストレスが強い／不安／疲れている／緊張している／疲労困憊など）と、ウォーキングについての想いを5分間で書き留めます。「どんな成果を得たいか」について触れる必要はありません。大切なのは歩くこと自体であり、目的地に到達することではないのですから。用意したウォーキング日記、または以下のスペースに今の気持ちを記しましょう。

スタート前の気持ち

●

●

●

初回のエクササイズでは、ゆっくりめの一定の速度を維持し、先に述べたような目的意識を持って歩きます。前向きな気分でない場合も、手放してしまったパワーを取り戻すべく、頭を上げ、肩を張って歩きましょう。

この時点では、悩みについて深く考え、解決策を探す必要はありません。まずはウォーキングの習慣を確立し、周囲に目を配れるようになることが先決です。不快な考えが頭に浮かぶのを無理に抑える必要はありませんから、自然に任せつつ、見えるもの、聞こえるものに集中します。ペースを守り、以下のような新しい視点で周囲を観察しながら歩きましょう。

- 名前を知っている木や鳥は何種類ある？
- どんな天気（寒い／暖かい／湿度が高い／風が強いなど）で、それが気分にどう影響する？
- 以前にこの道を通ったときに気づかなかったものに気がついた？
- 初めて歩く道の場合、この環境のどこが好き？
- 携帯電話に邪魔されないで過ごすのは、どんな気分？
- 自然の中にいる場合、周囲の静けさをどう感じる？

●都会や郊外にいる場合、騒がしい環境をどう感じる？

ウォーキングの途中で大丈夫そうだと感じたら、スピードを上げたり、下げたりしてみます。ペースが変わることで、気分がどう変化しますか。

早足で歩くと、怒りとストレスを感じる人が多いようです。一方、スピードを落とすと、木々や空に目をやる余裕が生まれ、リラックスして深呼吸ができ、日々の慌ただしさに追われて視界が狭くなりがちな状態を抜け出せるかもしれません。

最後の10分間は、ウォーキング中の経験によってどんな感情が湧いたか（幸せ／悲しい／心配／嬉しい／興味をそそられるなど）を振り返りながら歩きます。その際、歩く速度を落としたり、ベンチで数分間休憩するのもいいでしょう。

ウォーキング中に経験したこと

●

●

その経験によって感じたこと

●

●

予定の時間まで歩き切ったら少し休み、終了後の感想を記します。

歩き終えた今の気分

●

●

ウォーキングが心と体に何らかのプラスの作用をもたらしたと感じられたでしょうか。いずれにしても、初めてのウォーキングを実践できたこと自体が、正しい方向への前向きな一歩です。

次の章に進む前に、今体験したエクササイズを何度か試し、感情や気分の変化に着目してみてください。振り返りを通じて書き留めた内容は、次のセッションの際に持参するといいでしょう。

最後に、仕事のストレスと死別、離婚が重なり、私の元に相談に訪れたライアンのケースを紹介します。彼は自身のセクシャリティについても悩んでおり、完全に自分を見失っていました。対面のカウンセリングに不安を抱いていたライアンに、私はウォーキング・セラピーを提案しました。以下は、セラピー開始当初の振り返りの一部です。

ライアン

ある意味で、ウォーキングは絡（から）まった糸をほぐすような作業です。深く傷ついていた僕にとって、体を動かし、前向きになれるウォーキングは大きな助けとなりました。それに、歩いている時間は自分の時間です。完全に没頭できて、とても前向きな習慣、儀式となりました。

自然の静けさもよかった。室内では、空っぽの空間を埋めなければという気持ちになるけれど、野外では空や景色を見て、普段と違うペースで過ごせます。そのためにはコツがあって、カギとなるのは歩く速度です。

何度かウォーキングをしてみないと、感情の変化が分からないという人もいるかもしれません。でも心配は無用。あなたは一歩歩くごとに、これまでとは違う経験をし、行動や思考プロセスも変化しつつあります。

ウォーキング・セラピーの成功には、積極的にコミットし、行動することが不可欠です。いよいよ本格的な旅路に足を踏み入れた皆さんの前途には、きっと今より明るい未来が待っています。

第3章

恥と燃え尽きのサイクル

「恥は魂を蝕(むしば)む感情である」

カール・グスタフ・ユング（精神科医）

この章に入るまでに、すでに何度かウォーキングを実践し、気づいたことを記録したことと思います（1回につき30〜60分、週に3回ほど行いましょう）。目的地まで歩き終えたとき、少し前向きな気持ちになり、その日の予定に向けて心の準備が整ったと感じた人もいるかもしれませんね。

歩きながら自分の状況を振り返り、なぜこうなってしまったのか、悩みから解放されるにはどうしたらいいのか、と考えたのではないでしょうか。自然の中でのウォーキングがきっかけとなり、心の奥底の悩みが浮かび上がってきたというケースもありそうです。先に述べたように、これはウォーキング中に分泌されるオキシトシンやエンドルフィンといったホルモンに、リラックス効果や感情の整理を助ける働きがあるためです。

また、以前よりも感情が豊かになったと感じたり、今の状況についてすっきり理解できる瞬間を味わった人もいるかもしれません。どれもウォーキングの効果が出始めている証であり、素晴らしいことです。

ウォーキングは、「心の声」に耳を傾けるための手段です。心の声を聞き、自分の直感を観察して、それを信じる――と言われても、外部からの雑音が多い状況では難しいこともあるでしょう。それでも、心の声に耳を閉ざし、直感を無視し続けていたら、それは無意識のうちに自分自身を見殺しにしているのと同じです。

「映画に行きたい（あるいは、泳ぎに行きたい、友達に会いたい）けれど、無理。今夜はやらなきゃいけないことが山積みだから」と諦めてしまったら、自尊心を守ろうとする自分の中の一面を否定したことになります。自分の一部を見殺しにし、セルフケアへの欲求を封じ込めてきた数々のシチュエーションを意識できるようになると、その代償として悲しみや怒り、不満などの感情が湧いていたことに気づくでしょう。

「恥」について語ろう

人間と同様に、狼も群れから拒絶された場面などで、「恥」という感情をもつことはあり得ます。とはいえ実際には、狼は支え合う環境で暮らしており、彼らの行動は人間にも多くのことを示唆してくれます。

セラピーや自己啓発の世界では、「恥」は議論が飛び交う注目のトピックですが、正確に理解している人は少ないように感じます。恥は自分を否定する厳しい「内なる声」の形で表れます。そして、あなたがボロボロになるまで、常にあなたの邪魔をして気分を落ち込ませ、ちっぽけで不十分な人間だと思わせ、健康に悪い行動に駆り立てます。

「お前は休める立場じゃない。やると言ったことを終えていないのだから、もっと頑張らないと。こんな簡単な仕事がまだ終わらないなんて信じられない。いったい、どうしたんだ……」

もしも、こんな言葉が頭の中で聞こえたら、あなたは気づかないうちに自分自身に恥を植えつけています。

子供時代の私は、親やきょうだいほど優秀ではなかったので、自分のことをバカで恥ずかしい存在だと思っていました。学校で数々の問題を抱え、落ちこぼれていましたが、助けを求めることもできず、勉強やいじめのトラブルに両親が気づいてくれるよう願っても無駄でした（彼らも別の問題を抱えていましたから）。

私の不安は誰にも届かず、たった一人で身動きが取れず、無視されるのが怖くて声を上げることもできませんでした。それ以降、私の目には世界は安全な場所ではなくなりました。バンドに入って酒やドラッグを知って初めて、不健全ながらも逃げ場を見つけたのです。

恥の暗黒面

子供の前に立ちはだかり、「お前はバカだから外で遊んではいけない。もっといい子になったら、そのときだけお前のことを愛してあげる」と言い放つ親はまずいないでしょう。なのに、あなたは心の中に潜む「批判的な親」からそんな言葉を投げつけられても、受け入れています。

こうした厳しい言葉が聞こえ、その声に従ってしまうのは、あなたが敏感すぎるタイプ（恥の中核にこの性質があります）で、「ダメな奴」「頑張りが足りない」「価値がない」「もっと努力しろ」といった他人からの指摘を探している結果です。

自らにそうした声をぶつけるのは、拒絶されたり、失敗したり、嘘つき扱いされることへの恐怖心に駆られて、自分の潜在能力と自尊心を破壊し、見殺しにする行為です。要は、他人に「まだまだ足りない」と思われるのを恐れているのです。

心理的、感情的に虐待を受けるような環境で育った場合、幼少期に言われた言葉が内在化し、それが内なる批判的な声となって、大人になってもあなたを苦しめる場合があります。あるいは、無視されて育った経験があると、自分は大切ではない、愛されない存在だと感じるかもしれません。

自らを罵倒して恥を植えつける行為は、社会から拒絶され、「不十分」と見なされるのを恐れる感情と表裏一体です。他人の反応はコントロールできませんから、他人からされる前に自らを拒み、辱めることで、物事をコントロールできている感覚を取り戻そうとするのです。それが、自分のメンタルヘルスを傷つけているにもかかわらず。

ここからどんな悪循環が生じるか、容易に想像できるでしょう。自分を罵倒する声が大きくなればなるほど、その声に必死で従ってしまうもの。大事にされる資格がないと感じて、自分の気持ちに寄り添えなくなり、大切に思うものとのつながりも失ってしまいます。達成不可能なほどの高い目標を自身に課していることによる歪み（ひず）が、職場や家庭で身近な人を罵倒するという形で現れるケースもあります。

日本のような「恥の文化」の強い社会では、絶え間なく罪の意識を感じさせる環境を通して支配体制が維持・強化されています。そうした国では、自殺率、特に労働年齢の男性の自殺率が他国と比べて際立って高くなります。西洋諸国はそこまでではない（自殺率は増加傾向にありますが）とはいえ、働き過ぎと仕事のプレッシャーで追い詰められる人々にとって、恥、特に職場での「階層関係による恥」が大きな要因となっているのは間違いありません。

恥・罪悪感・怒りの三角形

恥の意識を感じている人は大抵の場合、罪悪感と怒りも感じています。こうした感情は内面化されて自分自身に向けられるケースが圧倒的に多いのですが、なかには自分の力を実感するために、他人を避ける、けなす、罵声を浴びせるといった形で、感情を外にぶつける人もいます。

たとえば、「遅くまで働いてこの仕事を終わらせないと、完全な負け犬として、皆に無能の烙印を押されるぞ」という内なる声が聞こえたとしましょう。この言葉には、恥と罪悪感と怒りの三角形が見て取れます。罪悪感と失敗への恐怖心、周囲を失望させることへの恐れが相まって、深夜や週末まであり得ないほど必死に働くという過剰な頑張りを助長するのです。

長年、多くのクライアントと接してきた私に言わせれば、これこそ仕事上のストレスと燃え尽き症候群を引き起こす、極めて典型的なパターンです。燃え尽き症候群は、気がつかない間に症状がじわじわと進行しているのです。

燃え尽きて、理由も分からないまま涙が止まらないクライアントに出会うたびに、私は涙が出るのは悲しい場合だけではない、という話をします。怒りと欲求不満をため込んでいるときや、複雑な感情をうまく言葉にできないという苦悩が募ったときにも、涙が止まらなくなるケースがあるのです。

内なる声の容赦ない罵倒に刺激されて内面の怒りが増大するほど、アドレナリンとコルチゾールの分泌も増えて体内をめぐります。その結果、ホルモン分泌を司る副腎(ふくじん)が疲れ切ってしまい、体が動かなくなる――これが燃え尽きの正体です。

恥と燃え尽きの関係は明白で、恥を放置すると深刻な結果につながることは明らかです。なのに、私たちは往々にして、無能扱いされたくないというプライドのせいで助けを求められず、孤独感と自分を恥じる気持ちを募らせていくのです。

1章に登場した医療従事者のビバリーは、周囲の人々のことを常に気にかける一方、自分の「セルフケア」には無頓着でした。自分より他者を優先し、セルフケアを怠り、専門職の立場と職場の倫理規範を守ろうとするあまり、「ノー」と言えなくなってしまう――どれも燃え尽き症候群につながる症状です。彼女のように、期待されているとおりに行動しなければ、すべてが崩壊すると思い込み、身動きが取れない気分に陥る人は少なくありません。

ビバリーの勤務先であるNHS（国民保健サービス）のような組織では、医療従事者の世話好きな性格と仕事への情熱が都合よく利用されがちです。スタッフの人数が減り、仕事量が増えるなか、燃え尽きの症状が出始めている人はますます、仕事を断りにくくなります。患者の命がかかっているとなれば、なおさらです。

ビバリー

人を助けたいし、そのためのスキルも持っています。多くの家族や子供たちと向き合い、大変な状況が好転するようサポートしてきました。ただ、御礼を言われたいわけではありませんが、どれだけ一生懸命尽くしても、相手はそれ以上を求めてきます。

若手の多い職場が好きで、チームの仲間を守らなければ、という責任感も強く感じていました。殉教者みたいに聞こえるでしょうが、本当にそう思っていたのです。

上司からの要求は増え続け、断る方法を知らなかったビバリーはさらに無理を重ねました。当時は、彼女のスケジュールの中にウォーキング・セラピーの予約を入れ込むのさえ一苦労でした。

ビバリー

（ジョナサンとの）セラピーの予約があったので、時間に間に合うよう急ぎました。時間どおりに職場を出るのは大変でしたが、おかげで普段の生活サイクルを崩せました。今も、予定があるときは定時で仕事を切り上げています。おかげで、少しは「自分の時間」を作れるようになりました。

一方、1章で紹介した知的で仕事中毒のカトリーナは、家族の期待を背負って生きてきました。

カトリーナ

家族の中で大学に進んだのは私が初めてだったので、両親に恩返しをする責任があると思っていました。自分よりも両親のために生きていたのです。仕事を辞める前は40人の部下を抱え、皆に頼られていました。会社全体というよりも自分のチームに責任を感じ、自分のことは後回しでした。

正直に言えば、その点についてはいまだに苦しんでいます。当時は気づきませんでしたが、今ではどの時点で失敗し、暴飲暴食に走ったのか分かります。今は自分自身との対話を通じて抜け出そうとしています。

ウォーキング・セラピーが始まってもカトリーナはなかなか心を開こうとせず、「なぜこんなことを繰り返すのか」と私に尋ねたものでした。それでも時間が経つにつれて、若い頃から仕事を最優先してきたことに気づき始めました。彼女は常に状況を把握していたいという欲求を抱えており、「もし自分が責任を放棄したら、誰もその穴を埋められない」という信頼感の欠如によって、その思いをさらに強めていました。

慣れ親しんだ優等生の役割を手放したくなかったのは、その役割を貫くことこそが、失敗して周囲を失望させる恐怖心や、従順な娘・妹・上司でなくなってしまう罪悪感と恥の意識を回避できる方法だったから、とも言えます。さらに、リーダー的な役割を降りてしまったら、必死で追い求めてきた他者からの愛と尊敬を失ってしまうという不安があったのも事実でしょう。

カトリーナ

私はコントロール・オタクだと思います。いろんな意味で！　仕事では、すべてを主導しようとはせず、人の仕事に手を出さないで任せるよう自分に言い聞かせています。プライベートも同じです。何事にも計画を立てたいタイプですが、それが原因で人間関係がこじれてしまいます。本当は誰かに大事にされたいのに、人に頼るのが苦手なのです。

言うまでもなく、クライアントたちは自分が幸せでなく、ストレスと不安を抱えていると分かっています。程度の差こそあれ、彼らの多くは非常に繊細で、普段と違う言動をしたり、恥の原因となっている人や物事を拒絶したら、世界が崩壊すると感じています。体がストレスに蝕まれ、最悪の気分なのに、変化を起こすのが怖いのです。心の中の「内なる子供（インナー・チャイルド）」が涙を流しながら「やめてほしい」と訴えても、「それでも続けなさい」という「内なる批判的な親」の言葉に押されて、その声は無視されるのです。

感情を詰め替える

皮肉なことに、私たちは燃え尽きた状態になればなるほど、さらなる責任を引き受けてしまいがちです。

ライアン ——

仕事に没頭していましたが、とにかく大変でした。休まざるを得ない状況になるまで、人に助けを求めたり、相談することはありませんでした。

当時はすでに自分を見失っていました。病気のためにサポートが必要だった高齢の両親のケアに追われ、子育てをしながら、離婚を経験して……。自分の時間がまったくなく、大きなブラックホールに入り込んでしまったのです。

僕の場合、力が湧かず、睡眠が乱れ、人づき合いが悪くなり、周囲に心を開けなくなりました。酒とタバコにのめり込み、不健康な生活に溺れていきました。

ウォーキング・セラピーの初期段階で、皆さんはこれまで人に打ち明けたことのない、あるいは見ないふりをしてきた数々の問題や悩み、感情と向き合うことになります。そうした諸問題を「書類の山」だと考えると、それらを放置した結果、「感情の未処理案件」が山積みになっている状態がイメージできるのではないでしょうか。ウォーキングを始めると、脳が未処理の書類の片づけに着手し始めます。素晴らしいことです。

可能であれば、このプロセスの中身について深く考え過ぎないでください。歩くという動きに刺激されて脳が活性化していますから、解釈したり疑問を持ったりするよりも、考えや感情が自由に浮かぶままに任せましょう。それが未処理の書類の山を片づける後押しとなります。

もし人に伝えたいような思いが浮かび、表現することでカタルシスを得られそうなら、ぜひウォーキング日記に書き留めてください。時間が経つにつれて、感情の「書類の山」が減り、目の前のことに集中できる状態が増えたことに気づくでしょう。

次のエクササイズでは、呼吸について学びます。鼻と口から空気が出入りする音に集中し、呼吸パターンを規則正しく整えることによって、雑念や雑音を排し、「目の前の物事に意識を集中させて、聞く」というプロセスを活性化するトレーニングです。

これは燃え尽き症候群やストレスに苦しむ人にとって、とても有用です。不安やストレスを抱えていると呼吸が浅くなりがちです。この状態が続くと、呼吸が発作的に速くなる「過換気」を発症して、体にさらなるストレスがかかる恐れがあります。

このエクササイズの目的は、ウォーキング中に呼吸に意識を集中させることによってストレスや欲求不満、苛立ちを体から追い出し、心身を落ち着かせ、呼吸パターンを自分で制御できるよう促すことです。私はオペラ歌手だった母から、息を吸い込むときと吐き出すときの横隔膜の使い方と、そうした呼吸法の大切さを教わりました。

エクササイズ ウォーキングと呼吸

可能であれば、このエクササイズは大きな道路から離れた静かな森の中で行ってください。木々の合間を歩きながら、森の自然に包まれた独特の静けさを味わえることでしょう。無理な場合は、気の散る要素の少ない野外の静かな空間であれば大丈夫です。

歩き始める前に、数分間で自分の感情を振り返り、ウォーキング日記をつけている場合は、それに記録します。

次に、数分間かけて周囲を観察します。今の季節は？　その季節が好き？　雨天で寒い場合、悲観的な気分になる？　晴れて暖かい場合、明るい気持ちになっている？

（1）歩き始めたら、鼻から短く息を吸い込みます。目安は2秒以内。続いて、口から4秒ほどかけて息を吐き出します。このリズムに慣れるまで何度か繰り返します。

（2）次に、新鮮で活力にあふれた、きれいなエネルギーを2秒間吸い込んでいる自分を想像します。次に息を吐きながら、あらゆるストレスや不満、ネガティブなエネルギーを吐き出している自分をイメージします。これも何度か繰り返します。

（3）周囲の香りに注目します。空気を吸い込む際、「心の目」でその香りの色を想像してみましょう。

（4）「その色から何を連想する？」と自問します（たとえば、私は最近のウォーキングで花の香りからピンク色をイメージし、癒しのイメージを思い浮かべました）。

（5）香りから想起した言葉（私の場合は「癒し」）を取り出し、「自分の人生にそれがもっと必要だと思う？　もしそうなら、なぜ今まで足りていなかった？」と自問します。

（6）数分間かけて、問いへの答えに思いをめぐらせます。ただし、考え込み過ぎないよう気をつけましょう。

ここまでのプロセスを何度も繰り返します。香りと色を結びつけて考えるうちに、脳が邪念を排して、目の前のことだけに集中しやすくなるのに気づいたでしょうか。ウォーキングが終わったら振り返りをして、ウォーキング日記に記録します。

注意　ここで必要なのは、抱えている困難を「解決」することではなく、困難をありのままに見つめる姿勢です。また、脳は積みあがった書類の山を必死に整理していますから、善悪の判断を下すことなく、思い浮かぶままに任せて歩きましょう。

私たちは恥にまつわる感情を必死に隠そうとしがちですから、自分を責める内なる声を、人に明かせない場合もあるでしょう。でも、恥を消し去るには、本当の感情と向き合うしかありません。そのために役立つのが次のエクササイズです。

エクササイズ

内面の恥とともに歩く

これは心の中の「批判的な親」に立ち向かい、愛情豊かな声に置き換えるためのエクササイズです。

（1） まず、心の中の「内なる批判者の親」と「内なる子供」の会話を書き出します。

内なる批判者 疲れ切って哀れだな。お前は負け犬だから、そんなに弱いんだ。もっと強くなって自分の役目を果たせ。

内なる子供 自分が全然ダメだって分かってる。疲れてるんだ。どうしてしまったんだろう。他の皆はこうじゃないのに。そうだよ、自分は負け犬だ。仕事を辞めるべきなんだろうが、辞めることを考えると、もっと怖くなる。

（2） 次に、ウォーキングをします。ウォーキングの最後に、先ほどの会話を読み返し、「愛情深い親ならこう言うだろう」と思う台詞に置き換えてみましょう。

愛情深い親　今週は毎日遅くまで働いているし、契約の2倍の仕事量を抱えているのだから、疲れ切ってしまうのは当たり前。こういうときはいつも以上に仕事を断りにくく感じるものだけど、ちゃんと断りなさい。断るのは、あなたの能力が足りないからではなく、体調を戻して自分を大切にするために休息が必要だから。感情を隠すのが上手な人もいるから、他人がどう思うかは気にしないこと。今は自分のことだけに集中しなさい。

前向きな会話の生み出し方を身につけると、徐々にストレスが減り、自分らしさを取り戻せるようになります。ストレスホルモンのコルチゾールの分泌が減るにつれて、本来の自分が浮かび上がってくるからでしょう。

このエクササイズを通して心の中の会話を可視化することによって、冷たく暗い洞穴の奥底で悩み続ける状態に終止符を打ち、問題に光を当てられるようになります。その結果、あなたを傷つけてきた内なる声を黙らせることができるのです。

ティアナが光を見つけるまで

ティアナは仕事のストレスと親友を亡くした悲しみを抱えて、私の元を訪れました。当初は、ウォーキングが回復にどうつながるのか腑に落ちない様子でした。長年、締め切りに追われる生活が続いて疲れ切っていた彼女にとっては、自分のための時間を作ることなど無意味に思えたのです。不満が蓄積して心が削られ、恋人とも別れ、職場の同僚からは「不機嫌な人」と思われていました。

ティアナとの初めてのウォーキングは、ある初夏の朝。うっそうとした繁(しげ)みと松の木の植林エリアが混在する森を歩きました。スタート地点は、木の少ない明るめの場所。「森はあまり好きじゃないんです」と、ティアナは打ち明けます。「暗くて、じめじめしていて、迷いやすいから」

解決したい問題を抱えていることは自覚しつつも、彼女は確実で間違いのない状態から離れること――森の中に入るのも、その1つ――に怯えていました。私は、樹木が生い茂る場所に人は本能的な安心感を覚えるもので、私たちの祖先にとっても森は安全な隠れ家だったという話をしました。

「でも、危険な場所でもあったはずです」と、ティアナは言いました。「野生動物に殺されたり、獲物を奪われたり」

「あるいは、野生から学んだり」と、私は答えます。「歩き回って道に迷うことで、不確実な状態に慣れたり、探していることすら意識していなかった素敵なものに遭遇したり」

　そんな話をしながら、私たちは森の奥深くに入っていきました。空気がひんやりとし、静寂が広がります。木々の間を鳥が飛び交い、地面に積もった松葉を踏みしめる足音が響きます。ティアナの口数が少なくなったのを見て、私は「ウォーキングと呼吸」のエクササイズにちょうどいいタイミングだと判断しました。

　ところが、10分ほど試した後、ティアナは困った様子で言いました。「変わった香りは何も感じないし、自分とのつながりも連想できません」

　その後、突然悲しそうな顔を見せた彼女は、しばらく沈黙した後、こう切り出しました。「子供の頃はいつも、こんな森の中で遊んでいたのに、大人になってすっかり忘れていました。過去とのつながりを失ってしまったのです」

　私たちは松の木の上を吹き抜ける風の音に耳を澄まし、空気の冷たさを腕に感じながら歩き続けました。すると、ティアナが立ち止まってしゃがみ込み、地面から何かを拾い上げて私に見せました。青と黒が入り混じった鳥の羽根。「カケスの羽根です。こういう森によくいるんです」

ティアナは自分の頬に羽根を近づけ、じっと見つめます。「この手触りと、ユニークで芸術的な模様が好き。連れ戻される感じがして」

「どこに?」

「子供時代に。昔は鳥の名前に詳しかったんです。鳥を眺めて、羽根を集めるのが大好きで。集めた羽根で羽根ペンを作りたいと思っていました。羽根を見ると、インクを思い出します。羽根ペンとインクで書きたいと思っていたことを」

「なぜインクを?」

「文章を書きたかったのです。何かを書いているときは自然な自分でいられたから、何時間でも書いていました。会話文や描写、詩も少しだけ」

「なのに、やめてしまった?」

「ノートの裏にこっそり書いた文章が理科の先生に見つかって、クラスメイトの前で読まれたんです。『うちのクラスの小さなシェイクスピアだな』なんて言われて。すごく恥ずかしかった」

彼女は屈辱的だったに違いない体験を吹き飛ばすように笑ってみせましたが、悲しみは隠せません。この教師のように人をからかう行為によって、相手は生涯に渡って自信を失い、行動を起こせなくなる可能性もあります。しかも、からかわれた側は往々にして、何が原因だったのか気づいていません。

「それからは、文章を書くのをやめてしまいました。書こうとするたびに、私をバカにする先生の声が聞こえるから、結局諦めてしまいました」

「今なら、そういう批判的な声をコントロールして、もう一度書けそうですか？」

「分かりません」。そう答えながらも、彼女はこの数週間で初めて楽観的な雰囲気を醸し出していました。「先生はどう思います？」

これ以降、私たちはティアナの恥にまつわる体験を振り返り、彼女の幸せと創造性の足を引っ張ってきた内なる声と向き合っていきました。


香り、色、手触り、感触……。一見ばらばらに思えるものに注目することで、自分にとって大切なはずなのに、時の流れの中で、あるいは内なる声に負けて失ってしまったものを取り戻せるかもしれません。今、目の前にあるものだけに意識を集中させて歩くことで、五感が刺激され、眠っていた自分の一部とのつながりを取り戻せるのです。皆さんも「ウォーキングと呼吸」のエクササイズを繰り返して、自然の声に耳を傾け、驚きの発見に出合いましょう。

最後に、のんびり歩くことで徐々に周囲とのつながりを取り戻せると実感したジェリーの例を紹介します。

ジェリー

自分の心の声を聞きながら歩くときは、スピードを落とします。通常の速さからのんびりモードに切り替えた瞬間、気持ちが一変します。若返った気がして、学校まで歩いていた頃みたいに、時間に追われなくなります。

ゆっくり歩くと、タイムトラベルをしているようです。30～40年前の子供時代に戻ったみたいに当時の経験がよみがえり、周囲を見渡して草花を眺めたり。競争に追われて、こんな感覚は何十年も忘れていました。

燃え尽きた気分のときは、世界がぼやけて見え、自分が周囲の環境から切り離されてしまったように感じるものです。何も目に留まらず、そんなふうになってしまった自分への苦痛と恥しか感じられず、プライドがずたずたになっていることでしょう。でも、思い出してください。あなたは存在する価値のある人間です。ストレスによって失ったものよりも、あなたが世界にもたらしたものに着目しましょう。あなたは、今のようなストレスまみれの慌ただしい日々ではない、別の人生を送るにふさわしい存在なのです。

わざわざ定期的に時間を取って屋外に出るという行動は、自分が人間であること、そして、この世界で独りぼっちではないことを思い起こさせてくれます。ゆっくりと歩みを進めると、自分が手を伸ばしさえすれば、いつもそこで待っていてくれる世界があることに気がつくことでしょう。

信じて、続けてください。そうすれば、いずれ、あなたが探している答えが自ずと姿を現し始めるはずです。

第4章

力を与えること、受け取ること

「『ノー』だけで文章は完結する」

アメリカ人作家アン・ラモット著『赤ちゃん使用説明書』より

何の制約を受けることもなく、自然界を縦横無尽に歩き回る真の野生動物――私たちは狼にそんなイメージを持っています。でも実際は、そんなに単純ではありません。狼は厳しい上下関係から成る群れで行動し、群れの中には越えてはならない一線が明確に存在します。特にオスとメス、また「アルファ」と呼ばれる最強の狼と下層の狼の間には厳密な一線があり、それが群れの構造と機能を守る重要な役割を果たしています。そうした境界線が崩れれば、群れは食糧不足や他の群れからの攻撃にさらされ、ひいては生存が脅かされるのです。

この章では、人間にとっての境界線の重要性を見ていきます。あなたの境界線の内側に勝手に入ろうとする相手に、狼のように噛みつく必要はありませんが、いくつかのエクササイズを通して、皆さんが罪悪感を持つことなく境界線を引けるようお手伝いします。

自分と他者の間に線を引き、それを守ることは、人間の存在を支える重要な基盤です。見知らぬ人（や出会ったばかりの人）が異様に接近してきて、あなたの顔の目の前で話し始めたら、どう感じるでしょう？　予想以上に長居をする訪問客や、あなたの許可なく何かを借用する人、何かと押しつけがましい人に出会ったら、どう感じるでしょう？

その答えは誰の目にも明らかで、だからこそ私たちは互いに一定の「ルール」を守ると想定して暮らしています。しかし、ひとたび個人の、あるいは職業上の境界線を維持する力を失ってしまうと、自分に与えられた範囲が見えなくなり、感情を抑えたり、仕事量を調整することができなくなります。物事をクリアに考え、健康にプラスとなる判断を下す力が弱まり、自信や誠実さも綻(ほころ)び始めます。つまり、健全なワークライフバランスを保つには、境界線について理解し、必要な境界線を崩さない重要性を認識することが不可欠なのです。

なぜ境界線が崩れるのか

周囲の要請に応えざるを得ない状況では、誰しも境界線を自ら越えてしまいがちです。たとえば、すでに10時間以上働いているのに（残業代もなく）、上司からさらに1～2時間の残業を指示されると、どれほど嫌でも結局は引き受けてしまうでしょう。あるいは、「やっておかないと後で大変だから」と自分に言い聞かせ、週末に仕事を持ち帰るとき。さらには、家で静かに過ごしたい気分なのに、「皆が行くから」という理由で夜遅くまでパブで飲んでいるとき。どれも自分のための時間を犠牲にしている状況です。

自分のための時間を差し出せという要求に「イエス」と答えても、結果的にそれがあなたにメリットをもたらし、人生を豊かにしてくれる場合もあるでしょう。でも、本気で「ノー」と答えるべき場面も多々あります。「イエスマン」や「お人よし」という言葉に、強い者にへつらい、騙されやすいというニュアンスがあると誰もが知っているのに、それでも私たちはノーと言うべき場面で、イエスと言ってしまいがちです。

なぜでしょうか。

原因は「人に好かれたい、いい人と思われたい」という願望です。お人よしの根底には恐怖心――他人にどう思われるだろう、クビになるのではないか、下手に敵対して目立ちたくない、恥ずかしい思いをしたくない――といった思いがあります。さらに、周囲の人をがっかりさせたくないという気持ちも影響します。

他人を失望させると、「やろうと思えばできたのに」「引き受けるべきだった」という罪悪感に苛まれるため、「自分勝手」と思われたくないあまり、自分のことを後回しにするのです。

しかし、イエスと答えることで、私たちは他人の要求に屈し、自分を犠牲にしてでも頑張らなければいけないというプレッシャーに負けてしまいます。そして、気づかないうちに「心の預金残高不足」――他人に与えてばかりで、自分の心の健康を維持するエネルギーが枯渇する状態――に陥っています。

私たちは相手を喜ばせるために必死に要求に応じますが、同時にそうした行為への罪悪感を必死に打ち消そうともしています。すると今度は、頼みごとをしてきた相手への怒りが沸いてきます（本当はノーと言えない自分に苛立っているのですが）。

なぜ怒りを感じるのでしょうか。この場合の怒りとは、相手に提供するものなどそもそも持ち合わせていなかったのに、無理に要求されたことへの怒り、そして、それによって「心の預金残高不足」が一段と深刻になったことへの怒りで、これらが恥と自己批判の悪循環を招きます。

一方、自分の心の健康を最優先にする人は正反対です。自分なりの境界線をしっかり保っており、相手の要求に応じる場合も心身の健康を損なわないので、怒りを感じることはありません。

「人に好かれたい」という欲求には、自身の幸せを犠牲にしてまで追求する価値があるのでしょうか。多大なストレスと後悔を背負ってまでほしいものでしょうか。「お人よし」になる代償として心身に多大なストレスがかかっても、「自分勝手な人間でない」と示せたから十分に元が取れた、と言えるでしょうか。

「はじめに」で指摘したように、最も深刻な心の傷が生じるのは、他人ではなく自分自身に見殺しにされたときです。この点は、境界線との関連で今一度、強調しておきたいと思います。他人との間に一線を引かず、ノーと叫びたい場面でイエスと言い続けていると、本来の自分に嘘をつくことになり、ひいては自分を見殺しにすることになります。

とはいえ、管理職や人事部の人が、休憩時間の確保や労働時間の削減に熱心に取り組んでくれないケースは多々あります。これは彼ら自身もストレスや重圧を抱えている上に、生産性の高低に関係なく、忙しく「見える」ことが重要だという誤った信念に縛られているためです。

この手のリーダーシップや信念は時代遅れで、組織内のメンタルヘルスをめぐる最近の潮流にもそぐいません。対照的に、フレックスタイムの推進や健康増進プログラムの充実といった取り組みを行っている企業ではすでに、チームの雰囲気が好転した、離職率が低下したといった効果が表れているのは心強い話です。

いずれにしても、これらのエピソードが示すのは、自分のための境界線を引けるのは自分しかいない、ということです。たとえば、十分な休憩時間を取れるよう働きかけるのも、その一歩。他の誰か（たとえば上司）が代わりに線を引いてくれるのを待っていても事態は動きませんし、自信にもつながりません。それどころか、逆に自分の力を他人に預けてしまうことになるのです。

あなたの力はあなただけのもの

自分の力を他人に預けてしまうと、色々な「副作用」が生じる可能性があります。心がざわついて混乱したり、不安やストレスが高じたり、無力感が強まったり、自尊心が低下したり……。線引きを人任せにする姿勢は、何の役にも立ちません。

忘れないでください。あなたのすべての行動の責任は、他の誰でもない、あなたにあります。つまり、あなたが人から好かれることを優先する「お人よし」であり続ける限り、客観的な視点や自分に誠実な生き方、本来の自分らしさ、人と違うことへの自信を放棄することになるのです。

一方、絶望の淵に落ちることのない別の道も存在します。すべての人と同様に、あなたにも自分のことを自分で決める権利があります。その権利を正しく行使し、自分のために行動を起こして、自分の力をもう一度取り戻しましょう。

では、ここで、他人との境界線がどの時点でぼやけてしまったのかを振り返りましょう。「ノー」と言いたかったのに、「イエス」と言ってしまった経験を思い出してください。

私はこんな場面で、「ノー」の代わりに「イエス」と言ってしまいました。

●

●

●

次に、なぜ「ノー」と言えなかったかを自問します。

私が「ノー」と言えなかった理由は……

●

●

●

最後に、もしも「ノー」と伝えていたらどうなっていたかを想像しましょう。その場合の最悪のシナリオとは？

たとえば、連日の深夜残業を拒んだために解雇されたとして、その後に何が起きるでしょう。会社を訴えてみる？　従業員に優しい会社に転職した可能性はない？　勇気を出して、自分の幸せを優先できるようになったのでは？――大げさに聞こえるかもしれませんが、想像してみる価値はあります。何しろ、人生は一度きりなのですから。

「ノー」と伝えていた場合の最悪のシナリオは……

●

●

●

最悪のシナリオが現実になった場合、自分にできることは……

●

●

●

最悪の状況をイメージしてみることで、ノーと言えない理由だと思っていた問題にも大抵は解決策があることを実感できたのではないでしょうか。自分が引いた境界線に自信を持ち、自信に満ちた態度で明確かつ友好的に境界線の存在を伝えることができれば、きっとあなたの希望を尊重してもらえるはずです。

また、ひとたび職場で明確な境界線を引けるようになれば、プライベートでも自信を持って自分を主張できるようになります。

ここで、エリオットの例を紹介しましょう。初めて会ったとき、彼は休職中でした。本来の彼は周囲から、どんな問題も解決してくれる「頼れる男」とみられていましたが、ハードな仕事のストレスと飲酒への逃避によって精神を病んでいました。

彼はカウンセリンググルームで何度か私と対話を重ね、安心感を得た上で、ウォーキング・セラピーに入りました。慣れるまでに４回ほどかかりましたが、ひとたび慣れてからは効果は絶大でした。まず、すぐに精神状態が改善し、自信に満ちた態度を取り戻しました。毎日ウォーキングを続けるうちに、自然との関係が深まっていく様子も窺(うかが)えました。エリオットにとっては、こうした日々のシンプルな儀式が自分らしさと良好なメンタルヘルスを保つ重要なカギとなり、幸いなことに、それは今も続いています。

エリオット

病気になる前は、自分のことを頼りにされる「岩」だと思っていました。「あいつに頼めば、何とかしてくれる」と思われるタイプで、与えられるより与えることに喜びを感じていました。

セラピーを受けた後は、物事をコントロールせず、責任を負わない態度を身につけることで、心が穏やかになり、じっくり考えられるようになりました。いつでも誰かのために動けるようスイッチを24時間オンにしていましたが、今では一歩引いて、他の人にハンドルを預けられるようになりました。

その後、ニューヨークとロンドンで弁護士の仕事に復帰してからも、周囲に健全な境界線を引けています。好戦的で重圧の強い男社会ですが、「私が提供できるのはここまで。もし不十分な場合は、断っていただいて結構です」と伝えられるようになりました。驚いたことに、何の問題も起きません。全力で仕事に取り組みながらも、境界線は守れているのです。

現代社会は24時間フル稼働です。ウォーキング・セラピーは世間の常識に反していますが、シンプルな生き方を可能にしてくれます。夕方以降と週末は自分の裁量で使える時間。その時間に仕事をするかどうかは自分で選べますし、職場もそれを認めてくれています。

エリオットは、室内でのカウンセリングと屋外でのウォーキング・セラピーの両方を通じて、境界線を引く決断をするための安心感を獲得していきました。

エリオット

境界線を引くときに大事なのは伝え方です。子供に伝えるように、相手が納得できるような境界線を示してあげれば、相手も安心します。短期的にはよく思われない可能性もありますが、長期的には周囲から尊重され、自尊心を守ることもできます。

スイッチオン、スイッチオフ

では、境界線について学んだことを、野外で実践しましょう。ウォーキング・セラピーの過程で、さまざまな問題について自問自答することになります。それらはつらい時期を乗り切る自信を授けてくれるツールとなって、あなたの「道具箱」の中にたまっていきます。この後で紹介する「境界線を引きながら歩く」のエクササイズも、自分を勇気づけ、人生に境界線が必要な理由について理解を深める助けとなるでしょう。

テクノロジーにあふれた現代社会では、プライベートでも仕事でも必要なものはすべてコンピュータやタブレット、スマートフォンに入っています。ところが私のクライアントの中には、「空の上では電話もメールも来ないから」という理由で、飛行機に乗りたいと願ったり、実際に空の旅を楽しんだりしている都会の住人が大勢います。

かつてロンドンの地下鉄で通勤していた頃、私にとって列車内はオフィスそのものでした。メールに返信し、アウトルックカレンダーに予定を書き入れ、電話を受け、フェイスブックやインスタグラムに写真をアップ。職場に着く前から、すでに刺激過多で疲れ果てていました。

ランチタイムや帰りの電車内でも、同じことの繰り返し。友人と話している最中でさえ、メールをチェックし、その瞬間、脳は即座に仕事モードに切り替わります。こうした習慣に気がついた私は、困惑と苛立ちを募らせていました。

そんなある日、うっかり携帯電話を自宅に忘れました。すると面白いことに、突然、周囲に関心が向くようになったのです。そこで気がついたのは、大半の人が下ばかり見ていること。誰ともつながらず、すぐ近くで起きていることに目を向けず、想像力を封じ込めていました。

多くの人が気づいていませんが、人間は些細なことで聴覚と視覚の刺激過多に陥り、脳機能や神経システム、さらには体全体に不具合を起こします。刺激過多の主な原因は、スマートフォンやタブレットなどの電子機器。この状態に陥ると、生存本能が働いてアドレナリンとコルチゾールの分泌量が劇的に上昇し、時間が経つにつれて免疫システムにも影響を及ぼします。スマホによる子供への刺激過多が問題視される一方、どういうわけか、大人は大丈夫と思われがちですが、実際にはそんなことはありません。

だとすれば、わざわざ屋外に出かけなくても、簡単にできることがあります。スマホの電源を切ることです。スマートフォンは便利ですが、同時に生活の隅々にまで入り込み、自由な発想を封じ込め、素のままの自分を出しにくくさせる諸刃の剣でもあります。

電源が入っている限り、自分のスイッチもオンの状態が続き、頻繁に画面を確認したいという誘惑に打ち勝つのは至難の業。だからこそ、そうした「癖」があることを強く自覚し、厳格な態度で電子機器とつき合う必要があるのです。

では早速、スマートフォンの電源を切ってウォーキングに出かけましょう。電話の呼び出し音や各種の通知音に邪魔されることなく、周囲の環境や人々、色、音、香りを観察しながら歩くと、心が静まり、満たされていく感覚を覚えるのではないでしょうか。

この感覚は、自分を律し、思考を整理し、日々の振り返りをする際の基盤となり、さらに脳が効率よく働くためにも重要な役割を果たします。つまり、電子機器から離れることこそ、あなたが引くべき1本目の境界線となるのです。

スマートフォンがつながらないと時間を無駄にした気がするかもしれませんが、それは間違いで、実際には時間を「獲得」しています。電子機器から離れて心が回復するにつれて、外の世界とのつながりに再び気づき、関われるようになるのですから。

エクササイズ

境界線を引きながら歩く（電子機器なしで）

携帯電話を覗き込むのをやめ、顔を上げて周囲を見渡すと、その瞬間から世界が広がり、孤独を感じなくなるかもしれません。

（1）ウォーキングを始める前に、携帯電話やタブレットの電源を切ります。

（2）歩き始める前に数秒間、目を閉じ、周囲の音に耳を澄まします。これを繰り返し、より細かい音にも注意を払いましょう。

（3）何度か繰り返したら、ゆっくりと歩き出し、周囲を丁寧に観察します。

たとえば、店のショーウィンドウに凝った造りの飾りを見つけたら、職人の腕を褒めたたえ、素材や作られた時期を想像します。そこから何か思い出すものはありませんか？

（4）環境に身を任せて、思考を呼び覚まし、潜在意識の奥底に思いを馳せましょう。

（5）座りたいと感じたら、その直感に従ってください。腰を下ろして、ゆっくり考えられる場所を探し、頭に浮かぶことについて自由に考えます。仮に仕事のことが頭に浮かんだとしても、視覚と聴覚から過剰な刺激を受けていない状態なので、普段より効率的に考えを整理できるでしょう。

（6）ウォーキング中に誰かと出会ったら、挨拶をするなど相手との接点を持ってみてください。どんな気分になりましたか。

電源を切ることで境界線を引こう、というこのエクササイズ、いかがでしたか。先に述べたように、短時間でも電子機器が手元にないと、多大なストレスを感じる人は大勢います。これは、私たちが仕事面で携帯電話やSNSに依存し過ぎていることの表れかもしれませんが、電子機器が喜びと報酬の感情を刺激し、「特別感」を与えるように設計されているのもまた事実。

私たちは今や、実際の人間関係よりも、スマートフォンなどの電子機器に親しみを感じてはいないでしょうか。現実の世界よりもバーチャルな世界での人間関係に時間を費やし、SNSでの交流によって自尊心を維持しているのではないでしょうか。現代人のIT利用はいつの間にか、不健全な依存症のレベルにまで達しているようです。

携帯電話の電源を切りにくいと感じるなら、「治療」が必要です。携帯電話が手元になくなると強い不安を感じる人にとって、先ほどのエクササイズは容易ではないでしょうが、その場合は翌日も同じことを繰り返し、不安が軽減するまで毎日1時間続けてください。日が経つにつれて、苦痛を感じなくなるとお約束します。

繰り返しになりますが、電子機器の電源を切るエクササイズは、境界線を引く力を育てる素晴らしい方法です。この点について、今度は少し別の角度から考えてみましょう。

境界線とウォーキング

境界線には2つの側面があります。あなたの前にある線と、相手の前にある線。境界線があることで、相手が予想外の動きをしても、あるいは逆にあなたが予想外の動きをしても、互いの身を守ることができます。

でも残念ながら、境界線は「自分の正しさを証明したい」「誰かをいじめて服従させたい」といった自分本位な目的のために乱用されがちです。特に階層関係のある環境では、立場が強い人による「職権乱用」が頻発しています。だからこそ、「自分にとってなぜ、この境界線が必要なのか」と常に自問することが大切です。

最終的な目標は、公正かつ周囲への敬意にあふれ、明確な意図に基づいた境界線を引くこと。ビクトリアのケースを見てみましょう。

ビクトリアの上司は、彼女との間にあるべき境界線をたびたび踏み越え、ビクトリアを泣かせてきました。ビクトリアは毎晩飲み歩くという方法で、この状況を乗り越えようとしましたが、うつを悪化させただけ。その後、飲酒をやめ、健康的なアフターファイブの過ごし方に切り替えたビクトリアは、上司がいじめの手段として利用していた境界線を押し戻し、自分流の境界線を引き直す必要性に気づきました。

そこで私たちはウォーキング・セラピーの際に、彼女が難しい状況下でもきちんと声を上げられるよう「脚本」を用意しました（詳細は5章で説明します）。この脚本が背中を押したおかげで、彼女は力と自信を取り戻し、上司と対立する場面でも「戦うか、逃げるか、固まるか」の状態をうまく乗り越えられるようになりました。

ビクトリア

ひどい上司で、耐えられませんでした。攻撃されては泣いてばかり。否定的なことを言われると、精神的に参ってしまって自信が持てませんでした。心の準備もないまま彼女のオフィスを訪れては、ショックを受けて反射的に泣く。分かっていても、その繰り返しでした。

ジョナサンと一緒に、強力な境界線を引き、自分の態度を改める練習をしたところ、大成功でした。力関係が激変し、幸せでないなら仕事を辞めればいいと分かったのです。とても心強く感じました。私の変化に、上司とのミーティングに穏やかな気持ちで向かうコツも会得しました。上司はショックを受けたみたい。彼女の反応を想像して、それに備える練習を積み、彼女が言いそうなことに答えを用意しました。おかげで、以前よりもずっと準備が整った状態で、上司と向き合えています。

次回のウォーキングでは、以下の問いについて考えてみましょう（空欄に答えをメモするか、ウォーキング日記に記録するといいでしょう）。

物理的な境界線を設置する目的が分かりますか。また、それによって安心・安全な感覚を得られると思いますか。

フェンスや壁は必要な境界線だと思いますか、それとも不要な障害物でしょうか。人のプライバシーは守られるべきでしょうか、それとも迷惑に感じますか。

境界線は壊されるためにあると思いますか、それとも大事に守られるためにあると思いますか。

歩きながら、目に留まった物理的な境界線をリストアップしましょう。海岸線沿いの家を守る石壁、崖に設置された古いフェンス、雨宿りができそうな樹木……。そうしたものを視覚的にイメージすることで境界線を設定する目的を理解し、それらがあなたの健康をさまざまな脅威から守ってくれることを知ってほしいと思います。

目に留まった物理的な境界線

-
-

●

●

何を守るための境界線？

●

●

●

●

境界線の必要性を深く理解すると、自分の限界を自分だけでなく、周囲にも明確に伝えられるようになります。すると、あなたの心身の健康を尊重してくれる人とそうでない人、あなたの自尊心を評価してくれる人とそうでない人の区別がつくようになります。

もしあなたに、自分よりも他者を優先する「お人よし」の傾向があるのなら、境界線を明確にする行為によって、自分のニーズを守り、優先させる一歩を踏み出しましょう。自分のニーズを十分に満たせない人は、本当の意味で他人のニーズに応えることもできません。毎日、少しばかりの時間を確保して、こう自問しましょう。

「私が最後に、自分のために立ち上がったのはいつだろう？　そうしていたら、今頃どうなっていただろう」と。

第5章

新たな物語を紡ぐ

「与える側が『ここまで』と決めるべきだ。受け取る側はそんな配慮はしないから」

ヘンリー・フォード（アメリカ実業家、1863〜1947）

前章で見たように、自分と他者の間に境界線を引くと、自尊心を保ち、セルフケアを実行できるようになります。また自分の力を取り戻し、自分に正直になり、イエスと言いがちな場面でノーと言う方法も学べます。

とはいえ、これぞまさに「言うは易く行うは難し」。ウォーキング・セラピーでは気分のいいときに、細心の注意を払って、できるだけ穏やかな形で線引きの作業に取り組みますが、ひとたび現実の世界に戻ると、そう都合よくいきません。

近年、境界線を引く必要性をメディアが盛んに伝えていますが（セクハラや性的虐待の被害を告発する＃MeToo運動もその1つ）、日々の生活では相変わらず勝手に境界線を越えてくる人はいるもの。

職場での不当な要求や家庭内の主導権争いに屈しないと決意していても、いざそうした場面に出くわすと、最初のハードルでつまずきがちです。自分さえ我慢すればその場がまるく収まり、対立を回避できるシチュエーションでは、特にイエスと答えたい誘惑に駆られるもの。

でも、それでは単に（またも）相手に屈するだけでなく、自分の力を譲り渡し、怒りを抑え込むことになります。

一方、境界線を越えてきた相手に過剰な怒りをぶつけるケースについても、同じことが言えます。これは衝動的に怒りを爆発させてしまう反応で、「不釣り合いな怒り」と呼ばれます。こうした反応をしてしまうと、その時点では「正しいことをした」「他にどうしようもなかった」と思っていても、後になってから「もっといい対処法があったはずだ」「少なくとも別の形で対応すべきだった」と感じて自分を恥じ、腹立たしさを覚えるものです。

無礼な相手に絶対に怒りをぶつけてはいけない、という意味ではありません。そうせざるを得ないケースもあるでしょう。それでも、一度怒りを爆発させてしまったら、なかったことにはできないという点は覚えておいてください。

以前にも指摘したように、人間には「戦うか、逃げるか、固まるか」と呼ばれるストレス反応があります（33ページ）。これは特定の人や行動、状況を潜在的な脅威や危険と認識したときに生じる反応で、疲労や無力感が高まったときにも起こり得ます。

動物も同じです。狼は追い詰められ、命の危機が迫ったとき、ゴロンと横たわり、お腹を見せて「服従」の意を伝える場合もあれば、命懸けで戦う場合もあります。人間は狼ほど本能だけに頼って生きているわけではなく、生存を賭けて戦う必要もありませんが、危険を前にしたときのストレス反応には通じるものがあります。

新たな物語を紡ぐとき

「戦うか、逃げるか、固まるか」という本能的なストレス反応ではない、別の形の対応をするために役立つのが「新しい物語」です。十分な準備と練習をすれば、「怒りを爆発させる／諦めて従う／何もしない」の３択ではなく、自分の意向に基づいた落ち着いた行動を取れるようになります。

その際に必要なのが「脚本」です。境界線を引くべきシチュエーションへの対応の仕方を事前に考え、脅威に遭遇した際に使えるよう頭の中に保存しておく。そうすることで、どんな状況に遭遇しても声を上げることができ、必要な境界線を引く力に磨きをかけられます（用意した脚本は「道具箱」に入れるツールの1つとして、ウォーキング日記に書き留めておくといいでしょう）。

あの瞬間に戻ってやり直せるものなら、別の言い方（や行動）ができるのに……と後悔する経験は誰にでもあります。「後からなら何とでも言える」と皮肉を込めて言われることがありますが、後知恵で考えた「脚本」が、将来の似たような状況で活用できれば、後知恵も有益なツールとなります。

では、ここでウィンストンのケースを紹介しましょう。

ウィンストン

40代後半のウィンストンはクリエイティブアート部門で高い地位に就いていましたが、気がつけば周囲には自分よりずっと若く、やる気と勢いに満ちた若手が増えていました。自分が数々の業績を上げ、管理職として慕われていることは自覚していましたし、この職場で創造性が期待されるのは若手であることも頭では分かっています。

「私くらいの年になると、クリエイティブな力は燃え尽きてしまったと思われるのです」と、ウィンストンは語り始めました。「確かに昔ほどすぐにいいアイデアが浮かぶわけではありませんが、まだできることはたくさんある。でも、誰も聞こうとしてくれません」

いくつかの大きなプロジェクトへの提案が聞き入れられなかったのを機に、彼は自分が職場で除け者にされていると感じ始めました。ただし、上司に相談することも同僚に不満をぶつけることもなく、ひたすら失望感を募らせて「爆発寸前」に達してしまいました。

ウィンストンと私は、イギリス南東部の海沿いの町で、彼の自宅付近の急坂を上っていました。その日は突風が吹き荒れ、にわか雨が降ったと思えば日が差し、雲が勢いよく流れる沿岸部らしい天気の1日でした。そんな空模様と同じくらい、ウィンストンの気分もころころと変わります。彼はクリエイティブで華やかな仕事を愛している一方、「青二才」の台頭にひどく怯えていました。

「あいつらはＳＮＳや、理解できない変なものに熱中している」と、彼はつぶやきなどないのに」

ました。「私は蚊帳の外。私は今も業界では尊敬されていて、除け者にされる理由

歩きながら、私はウィンストンがときおり、小枝や石を蹴ることに気づきました。無意識の行動ですが、私はこの動作が単なる苛立ちの表れではないと感じました。

彼が職場で怒りを爆発させたときの状況を聞いてみましょう。

「会議中に、若手のファーガスのアイデアに注目が集まりました。彼が得意気に話し続けて誰も口を挟めないので、他の人の意見も聞くようアドバイスしたんです。でも皆、沈黙するばかり。すると彼が『チーム全員が僕の味方だと分かるでしょう？ ウィンストン、あなた以外は』と言ったんです」

「その瞬間、我を忘れて『傲慢で無知な裏切り者！』と彼に罵声を浴びせました。誰も一言も発さず、居心地が悪そうにしていました。数分間怒鳴り続けて、ようやく落ち着きを取り戻した頃、ファーガスは薄ら笑いを浮かべて、『どうでもいいですよ』と言いました。その後すぐに会議は終わり、私は気分転換に外に出ました。

あいつに思い知らせてやったのは正しい選択だったと自分に言い聞かせましたが、内心では自分が笑い者だと分かっていました。彼の態度を見れば、ダメージを受けていないことは明らかでした。ファーガスはすぐに私の上司のところに行き、私か

らいじめられ、辱められたと涙ながらに訴えました。社内は大騒ぎで、その日の午後、上司に呼ばれて叱責されました。穏やかで丁寧な言い方でしたが、私は打ちのめされました」

「あれ以来ずっと、職場で浮いた存在です。統括していたいくつかのプロジェクトの担当から突然降ろされ、どこにいても独特の『空気』を感じ、困惑しています。でも、また同じような状況に遭遇したら、管理職として、ダメな人間を追い出すのも私の仕事です」

こんな話をしながら、ウィンストンはずっと路上のものを蹴り続けていました。その点を指摘すると、彼は表情を曇らせ、こう言いました。「カッとしやすくて、パートナーや子供に怒鳴ることもあります。相手が悪いわけじゃないのに。時間を戻せたらどれほどいいか……」

もちろん時間は戻せません。でも、できることはあります。私は彼に、空想の世界で問題の会議室に戻ってみるよう提案しました。これは「タイムマシン」と名づけたエクササイズで、別の対応をすればよかったという瞬間に立ち返り、新たな脚本を書く作業を行います。映画のワンシーンを撮影し直すようなものです。

ウィンストンは少し時間がほしいと言って、歩く速度を落としました。雨がぽつぽつと降り始めます。立ち止まった彼は、私のほうを向いてこう言いました。

「今思えば、ファーガスの話に口を挟んだときに、『いいアイデアだね。ただ、会議を早めに終わらせたいから、他の人の意見も聞いてみよう』と言えばよかったと思います。それから、『チーム全員が僕の味方だと分かるでしょう？　あなた以外は』と言われたときも、落ち着いた態度を崩さずに沈黙した上で、『色々な見方ができる問題だけど、それについては会議の後で話そうか。今は皆で議論を続けよう』と言うべきでした」

起きてしまったことを変えることはできません。でも別のシナリオをイメージすることで、ウィンストンは将来の似たような状況を穏やかに乗り切る力を得ました。

このスキルは、誰でも習得できるものです。過去の出来事はどれも、もっといい言い方や行動はなかったかと自問して、自分を磨くための材料。脚本の台詞を考えるたびに、仕事や社交など多種多様なシチュエーションで使える表現のストックが積みあがっていきます。

たとえば、あなたが誰かと対立してパニックに陥っている場面をイメージしてみましょう。事前に用意した脚本に沿って「おっしゃることは分かりましたが、検討する時間が必要です」と伝えられれば、相手との間に境界線を引きつつ、納得のいく返答を用意する時間を確保できます。この方法は数多くのシチュエーションに応用でき、しかも、嬉しいことにとても有益です。

エクササイズ

タイムマシン

さあ、今度はあなたの番です。歩きながら、自身の言動を後悔しているシチュエーションを思い出しましょう。映画監督になったつもりで撮影し直したい場面を想像し、「こうすればよかった」と思う台詞や行動を入れて再現してみましょう。

今思えば、こんな言い方をすればよかった……

今度は新しい脚本を色々な場面に当てはめてみます。

こんな困難に直面したら……

こんな言い方で対応します。

このタイムマシンのエクササイズに加えて、「もう一人の私」という別のエクササイズもウィンストンに紹介しました。こちらは困難な状況を前にすると、自信に満ちて賢明で力強い自分が影を潜めてしまう場合に役立つエクササイズ。想像力を働かせて、過去にあなたに刺激を与えてくれた人を選び、その人が発するであろう言葉をイメージします（自信にあふれ、落ち着いた人物であれば、実在の人でも架空の人物でも構いません）。

エクササイズ

もう一人の私

歩きながら、あなたにいい刺激を与えてくれそうな人物を選びます（有名人か一般人か、存命か故人かは問いません。友人や親戚、小説の登場人物なども可）。

私が選んだ「もう一人の私」は……

次に、その人物に以下の質問をします。

- 私が取った言動をどう思う?
- どうすればよかったと思う?
- あなたなら、どのように対応する?
- 今後に向けて、私が学べることは何?

相手の返答を事前に想定するのではなく、あなたの「分身」が発する言葉にただ耳を澄まし、メモを取ります。そして、そのアドバイスをどう活かせるか考えましょう。

「もう一人の私」の条件を満たし、職場でのトラブルをうまくさばけそうな人物を探してみましょう――ウィンストンにそう促すと、彼はまたもしばらく考え込んだ後に答えました。

「ポール・マッカートニーかな」

理由はこうです。「若いときから超有名人なのに、どんな場面でも思慮深く、慎重に行動しているように見えます。あんなに有名なのに、喧嘩もしないし。私だったらジョン・レノンと競う気にはとてもなれませんが、マッカートニーは何があっても常に前向きで、楽観的に見えます」

そこでウィンストンに、ポール・マッカートニーならファーガスにどう対応したと思うか尋ねました。

「ファーガスをちょっとからかって、その場の雰囲気を明るくしただろうと思います。その上で、ファーガスのアイデアを褒めないで、他のメンバーにコメントを求める。長い目で見れば、そのほうがずっと有意義かもしれません」

ウィンストンの体験談を聞き、私もセラピー手法について大勢の前で話すのが苦手だった時期のことを思い出しました。早口になり、言葉に詰まり、ますます不安が募る……。自信を取り戻すためにロールモデルにできる人を探していると、どういうわけか俳優のモーガン・フリーマンが頭に浮かびました。映画の中でも普段の生活でも、決して早口にならず、抑揚豊かな口調で、目の前の相手にしっかりと向き合う、そんな穏やかな姿が印象的だったのかもしれません。

そこで彼と「おしゃべり」をしている自分を想像し、プレゼンテーションのコツについて質問してみました。彼がどう答えるかを先回りして考えず、自然に任せていると、こんな返事が聞こえてきました。

「スローダウンして、頑張り過ぎないこと。自分の口から出る一つ一つの単語を信じて、その言葉に注意を向けなさい。あなたが信じている言葉なら、他の人も信じてくれるから。そして、聞きたいと思ってくれている人に向けて話しなさい。聞きたくない人は、気にしなくていい。その人が損をするだけだから。不安になるのは、自分にとって大事なことだという証だから大丈夫。正直に言うと、少々不安なときのほうが感情豊かな演技ができる。心配はいらない。自分の言葉を信じていれば、あとは自然にうまくいくよ」

こうしたアドバイスに従ってみたところ、それまでよりずっと落ち着いて、ゆっくりと、自分を振り返りながら話すことができました。今思えば、私がモーガン・フリーマンを選んだのは、潜在意識に隠れた「もう一人の私」が持つ穏やかで知的な側面を、彼が体現していたからだったのでしょう。

ウィンストンがポール・マッカートニーを選んだのも、困難な場面をユーモアで乗り切り、周囲の人をうまく巻き込むコツを知っていると感じたからかもしれません。

ウィンストンも私も、思慮深い「分身」のおかげで、不安気で短気な自分にバランスの取れた視点を加えることができたのです。

怒りはエネルギーだ

脚本と「もう一人の私」を活用した2つのエクササイズは、ウィンストンにとって、境界線が脅かされそうな場面に備える有効な訓練となりました。でも、まだ課題は残っています。彼の怒りを発散させる先を見つけることです。

ウィンストンは職場だけでなく、家庭でも怒りを抑えられないことがありました。彼はそんな自分の行動を恥じ、特にパートナーと子供への怒りが続くことを恐れてもいました。

怒りが厄介なのは、外に向けて表出できないと、内面にたまりやすいということ。内面の怒りは、蓋をした鍋を熱したときのように、いつか吹きこぼれます。つまり、怒りには出口が必要。イギリスのミュージシャン、ジョン・ライドンは「怒りはエネルギーだ」[(5)]と歌いましたが、科学的な言い方をすれば、エネルギーは消えないため、どこかに逃がす必要があるのです。

私たちは怒りを解き放った自分が何をするか分からないと怯え、さまざまな方法で怒りを抑え込もうとしています。怒りは醜悪かつ無益で不要な感情だと考え、怒りを覚えること自体を恥じる人もいます。でも、感情を永遠に封じ込めることはできず、ひとたび限界を超えれば、攻撃的な行動や暴力、自己破壊といった形で表出しがちです。

抑圧された怒りは時間が経つにつれて、不安やうつ、燃え尽き症候群につながりやすくなります。さらに、怒りを一度も口に出せなかった人が、自殺という形を選ぶケースも少なくありません。そうした長期に渡る自己破壊的な行動を防ぐためにも、怒りという強烈な感情とのつき合い方を学ぶ必要があります。

一口に怒りと言っても、イライラする、癇癪を起こすといった軽いものから、反抗的な態度を取る、激高する、殺人衝動を覚えるといった重大なものまで幅広くあります。内面にため込んだ怒りは時間とともに増幅し、徐々に重い症状に移行し、最終的には外に向けて、または自分に向けて爆発します。

私たちは往々にして、怒りや敵意と健全に向き合うのが苦手なものです。ロンドン南部で生まれ育った私は、怒りのはけ口として皮肉を言いがちな癖があり（受動攻撃性の一種）、そんなつもりはないのに相手を怒らせてしまった経験が多々あります。

酒とドラッグの問題も、根底には怒りを率直かつオープンに表せなかったという思いがあり、それが依存症という形で表出しました。他人を攻撃する代わりに、酒とドラッグにのめり込んで、自分を攻撃していたのです。

酒とドラッグは自分をボロボロに打ちのめす手段でした。無力感に苛まれていた時期に、酒とドラッグだけは自分の裁量でコントロールできる気がしていました。

当時マネージャーだったロナン・オライリーは、そんな私の怒りを理解し、自分も他人も傷つけない安全かつ創造的な方法で怒りを表現するよう励ましてくれました。私にとって、それは音楽。おかげで、マイナスのエネルギーを前向きで美しいエネルギーに変えていくことができました。

医療従事者のビバリーに初めて会ったとき、職場での重圧に対して「ノー」と言えない自分に怒りを抱いていると気づきました。またセラピーを続けるうちに、ジンバブエ時代の成育歴や、政治的状況によって母国を追われて居場所を失ったという喪失感も、彼女の怒りにつながっていると分かりました。でもビバリーには、怒りを表に出していいという発想がなく、憤りを募らせながらも増え続ける仕事をこなしていました。

ビバリー

ウォーキング・セラピーの初回セッションの目標の1つは、不安や怒りについて話し、そうした感情を持ってもいいと理解することでした。私たちはさまざまなシチュエーションを設定し、親と子供の役割を演じるワークを繰り返しました。おかげで、自分がいつから職場で同僚たちの「親」の役割を引き受けてきたのか、それがいかに無益かを理解できました。私は「内なる子供」に対して強く当たる厳しい親にはなれても、親に怒鳴り返す子供にはなれなかったのです。

感情に名前をつけるワークを行った際、ビバリーは自分にそんなことをする権利があると思えなかったようです。彼女が安心して涙を流し、感情を出せるのは自然の中だけ。そこで私はウォーキング日記をつけて感情を言語化し、感情の強さを1~10のスケールで記録するよう勧めました。この方法が合っていたようで、彼女は徐々に感情を表に出すのは健全なことだと理解していきました。

さらに、「感情の語彙リスト」も役立ったようです。これは多様な感情表現がリストアップされたもので、日々のさまざまな感情を言葉にする際に参考になります。

ビバリー──「ノー」の伝え方を学び、怒りを表せるようになりました。

以前は、職場では皆のためにいつも明るく振る舞うべきだと思っていました。上司に仕事を断り、ウォーキング・セラピーに向かった日のことはよく覚えています。「ノー」と言えたのは初めてでしたから。詳細は忘れましたが、そのときに感じたカタルシスは今も鮮明に覚えています。

今後は難しい場面に出くわしたら、一旦その場を離れた上で解決策を考えたいと思います。職場で誰かと対立した場合も、すぐに反応せず、時間を取って考えるようにします。

歩幅に怒りを込める

ビバリーと一緒に公園内を歩きながら、私は頻繁にペースを速めました。彼女は元々、歩くのが速いタイプでしたし、そのほうが怒りやストレスを吐き出しやすいと感じたためです。

怒りが消えたら、歩くペースを落とします。すると、大量に出ていたアドレナリンの分泌も落ち着いていきます。気分が穏やかになり、体から怒りの感情が抜けたと思えるまで、必要に応じて何度か歩くペースを変更します。このエクササイズについてもう少し詳しく説明しましょう。

エクササイズ

早歩きのインターバル・トレーニング

このエクササイズは、スポーツジムでよく行われる高負荷のインターバル・トレーニング（急激な運動と緩慢な運動を繰り返す訓練）に似ています。テキサス大学の研究チームによれば、負荷の高い運動をすると、ＢＤＮＦ（脳由来神経栄養因子）と呼ばれるタンパク質の一種にプラスの影響が及びます。ＢＤＮＦが多いと認知機能が改善され、ストレスや不安、怒りが減少します。

なお、早歩きによって健康に支障が出る恐れがある場合は、事前に医師に相談してください。また、エクササイズ開始前には毎回、ストレスと不安、怒りのレベルを1～10で記録してください。変化の具合を確認することで、自分を律し、成果を実感できるようにするためです。

（1）まず、ゆったりとした快適なペースで5分間歩きます。
（2）少しペースを速めて、さらに5分間、または肺がより多くの酸素を取り込んで呼吸していると感じられるまでウォーキングを続けます。
（3）できる限り速いペースで1分間歩きます。その際、怒りやストレス、体にたまったマイナスのエネルギーを放出するよう意識しましょう。
（4）ゆったりとした快適なペースまで一気にスピードを落とし、息が整うまでそのペースを維持します（ただし、体が冷え始める前に（5）に進んでください）。
（5）（1）～（4）を可能な限り繰り返します。ただし初回は5回以内にしましょう。

このエクササイズは、一人で行っても、友人や家族、同僚などと一緒に行っても構いません。何度か試すうちに、スタミナが増し、自分の体力に合わせて調整できるようになります。

最後に、このエクササイズを実行したライアンに感想を聞いてみましょう。

ライアン

目的意識を持って早足で歩くと、山積みの仕事から来るストレスと重圧が吹き飛びました。弱気になっていた時期に、歩くスピードを速めることで自分の力を思い出せました。ウォーキングを終えると、いつも気持ちが軽くなったものです。

完璧な人など、どこにも存在しません。誰でもミスを犯し、後悔に苛まれます。大切なのは、自分を憐れむことなく、失敗から学ぶこと。自分を変えるチャンスは何度でも創り出せます。

困難な場面で自分の気持ちをうまく表現するコツを知り、改善点を振り返る——その際に必要なのは、時間と努力、覚悟と訓練、そして何よりも、くじけずに何度でも立ち向かう姿勢なのです。

第6章

うつ病とつながりの喪失

「うつになると色が消え、世界がいかに色鮮やかかを常に聞かされる」

アティカスの詩集『ラブ・ハー・ワイルド』より

怒りの裏返しとして、また怒りを必死で抑え込もうとした結果として表れるのが、うつの症状です。仕事に追われてストレスがたまりやすく、結果がすべての21世紀型社会は数々のメンタル面の不調を生み出しますが、なかでもうつはメディアの注目を浴びやすいトピックで、世界的な蔓延を示す統計も多数示されています。

英タイムズ紙の調査では、イギリスで２０１７年に抗うつ剤の処方を受けた成人は

700万人以上。3年間で50万人近く増加したそうです。またWHO（世界保健機関）によれば、うつを患う人は世界で3億人に達し、患者数が最も多い病気の1つになっています。ショッキングなことに、子供や若者の状況は特に深刻で、NHS（国民保健サービス）によれば、イギリスでは2018年に18歳以下の40万人近くがメンタルの問題を抱えていると診断されました。

誰でも人生に一度は、自分、または親しい誰かがうつになった経験があるのではないでしょうか。うつは、気分が落ち込む、悲しい気持ちが消えないといった軽めの症状から双極性障害、躁（そう）病までさまざまな形で表れ、どれも自傷行為や自殺につながる恐れがあります。

特に男性の自殺は深刻な問題で、イギリスでは45歳未満の男性の死因の上位に入っています。自殺防止に取り組む慈善団体サマリタンズによれば、イギリスとアイルランドの2018年の自殺者は6859人で、そのうち5000人以上が男性です。これは、男としてのプライドや、強いと思われたいという願望、弱いと思われることへの恐怖心が相まって、感情を表現できない男性たちの繊細さの表れでしょう。

注意　うつの兆候がある場合は、この本を読み進める前に、症状の軽重にかかわらず医師やカウンセラーなど専門家の診断を受けてください。

うつって何？

気分が落ち込み、人生の楽しみを感じられず、活力が減退した状態が2週間以上続くと、うつが疑われます。軽症の場合は仕事や人間関係に影響はあるものの、日々の生活は何とか回りますが、重度のうつになるとベッドから起き上がれなかったり、何も考えられなくなったりします。私のクライアントからも、不快感や絶望、悲しみが消えない、方向性を見失う、希望を持てないといった症状が聞かれます。

もしも狼から狩りの能力と、怒って反撃する能力を奪ったら、アイデンティティを失ったまったく別の動物になってしまいます。人間も同様に、うつによって本来の自分を思い出せなくなると、無味乾燥な真空状態の中で、自分は何者なのか、どうしたら前に進めるのか分からないまま立ちすくむことになります。自分自身や家族、友人、さらには人生そのものとのつながりさえ感じられないまま、生きる意味を見失い、病状がさらに進むと、生きている価値がないと思い詰めるケースもあります。

そんなとき、かかりつけ医を受診すると、抗うつ剤を処方されるか、精神科の専門医に紹介される可能性が高いのですが、かかりつけ医は抗うつ剤の服用と並行して、カウンセリングの受診を勧めるべきです。抗うつ剤は症状を緩和するだけで、根本的な原因に働きかけてうつを治す薬ではないので、長期的な意味での解決にはつながりません。

治療に要する期間は治療への取り組み方と症状の重さによって変わりますから、薬を飲むべき期間については、かかりつけ医の指示に従いましょう。専門家の指示を仰がずに、勝手に服用をやめることがないよう気をつけてください。

では、あなたの現在の状況を確認しましょう。気分が塞いだり、落ち込んだりしている場合は、以下のスペースかウォーキング日記に、自分の言葉で今の症状を書き留めてください。

気分が塞いで／落ち込んでいます。今の気持ちは……

この時点では、落ち込む原因が分からないかもしれませんが、もし思い当たることがあれば書き出してみましょう。将来、さらなる治療を求める場合に役立つかもしれません。

気分が塞ぐ／落ち込む理由

１３１ページで指摘したように、私は専門家としての長年の経験から、うつは「鍋」から湯が吹きこぼれたような状態だと考えています。私たちは子供時代の傷や人生のつらい転機、日常生活の重圧から生じる怒りを封じ込めることに、多大な時間とエネルギーを費やしています。5章で見たように、怒りが生み出すエネルギーは消えることなく、どこかに向かいます。それを抑え込んでいると、いつか激怒という形で外に向けて爆発するか、内面で煮えたぎって長期的なうつを引き起こすことになります。

遺伝性素因や家族歴、環境、自尊心とセルフケアの欠如などの影響で、通常よりうつになりやすいタイプの人もいます。そうした傾向の人は本音を打ち明けることを過度に恥ずかしがり、しかもアルコールや薬物に頼って乗り越えようとしがちです。でも残念ながら、大抵の場合、酒やドラッグで悲しみが紛れることはなく、むしろ一段と深まり、ますます乗り越えられなくなっていきます。

ビクトリア

格好の例がビクトリアです。彼女は15歳でうつと診断されました。この年齢の少女には酷な病名です。家族から「敏感な子」と思われていた彼女は病院のカウンセリングに連れていかれましたが、酒浸りの母親が同席すると言い張ったため、ショックで本音を語れませんでした。

セラピーセッションは最悪でした。私は泣いて何も話せず、自分の気持ちも分かりませんでした。とても傷つきました。周りからうつだと言われ、17歳で抗うつ剤を処方されましたが、効果がなく、さらに量を増やされました。

「はじめに」で紹介したように、ビクトリアの場合、閉じた空間での対面式セラピーがうまくいかないことは初めから明白でした。過去の体験が心の傷となり、同じタイプのセラピーは苦痛でしかなかったのです。そんなビクトリアも、屋外を歩くことによって緊張が解けたのでしょう。ほどなくして心を開き、遊び歩いていた話を中心に本音を語ってくれました。以前より自分を深く分析しています。

ビクトリア

お酒とパーティー三昧だった理由を考えてみました。毎晩楽しく飲み歩き、どんな誘いにも応じていました。何杯か飲むだけのつもりだったのに、奔放な夜を過ごしたこともありました。一晩中遊び歩いて、体調を整える時間もありません。
うつのことを周囲の人たちに話さなければいけないと思っていました。理由もなく涙が出て、仕事を切り上げて帰宅することもあったので、職場の人には言っておきたかったし、いずれ分かることだから、交際相手にも話しておきたかった。周囲にいるのは、毎日遊びの誘いをしてくる人ばかり。負のスパイラルでした。

アルコールは敵か味方か

この話を聞いて、私はまず、ビクトリアにすぐに断酒をするようアドバイスしましたが、簡単なことではありません。彼女は失った自信を飲酒によって補塡(ほてん)しており、飲まなければ自分らしくいられないと思っていました。酒によって自信を取り戻し、気分を盛り上げても、それは一時的な解決でしかなく、長い目で見ればうつをさらに悪化させるのですが、当時はそれが分からなかったのです。

飲酒によってうつをコントロールしようとする人は大勢いますが、酒には鎮静作用があります。鎮静作用によってうつをコントロールしようとしても、結局は憂うつな気持ちが増すだけ。もちろん、飲み始めの数口ではそんなことは感じません。いい感じにけだるくなり、陽気になって飲み続けます。でもこのとき、実際に体内で起きている作用は以下のとおりです。

まず、アルコールを摂取すると、体内でアドレナリンと同時に、「心地よい」とい

う感情を生み出す神経伝達物質ドーパミンが分泌されます。どちらも悩みや苦痛を一時的に和らげる「鎮痛剤」の役割を持つホルモンです。一方、アルコールの鎮静作用によって神経系が弛緩し、前頭前皮質と呼ばれる脳の領域の活動が阻害されると、気持ちを抑えたり、状況を正確に理解することができなくなり、攻撃性が高まります。これが、さまざまなトラブルを引き寄せます。

アルコール摂取で一時的に「ハイ」になっても、すぐに「ロー」の状態に取って代わられる――つまり、アルコールによって重い気分や怒りがさらに増幅され、翌朝目覚めたときには、前日の飲酒前以上に落ち込んだ気持ちになるのです。

残念ながら、この時点では大半の人が最悪の方法――さらなる飲酒――を重ねて自己流の治療をしようとします。このサイクルが繰り返され、日常的に飲酒が続くようになると、感情のコントロールに深く関わるセロトニンが急速に減少して陰うつな気分から抜け出せなくなります。

ビクトリアは飲酒のせいで常に気分が重く、自尊感情の低さを隠していることさえ自覚できなくなっていましたが、必死の努力の末に酒を断った結果、アルコールが重い気分の元凶だったと気づきました。

ビクトリア

少しずつ、よい選択ができるようになり始めました。特に運動面で。子供の頃は毎日体を動かしていました。スポーツのクラブにたくさん入れば、家と母親から離れていられたから。うつと診断され、運動しなくなってしまいましたが、それを再開したんです。しかも本格的に。

運動を再開してからも飲みに出かけて落ち込むことはありましたが、そういうときは「やってしまった！」と思いつつも、運動を始めた新しい自分にリセットできるようになりました。頭をすっきりさせる大切さもよく分かりました。二日酔いでは集中できませんから。

うつには強烈な恐怖心や孤独がつきものです。当時のビクトリアも、酒をやめたら友人から孤立し、失敗したときに誰も助けてくれないのではないか、という恐怖に怯えていました。そうした不安を自分の中に押しとどめていると孤独感が一段と募るものですが、ビクトリアはうつについて正直に周囲に打ち明ける道を選びました。さらに素晴らしいのは、彼女が友人や家族、同僚に、治療中の状態について勇気を持ってオープンに伝えたことです。

自分がうつであることを受け入れられない人は大勢います（特に男性は）。これほど話題になっていても、うつという病名にはいまだに不名誉なイメージがつきまといます。そこに「男のプライド」や、弱いと思われたくないという願望が重なり、男性たちは殻に閉じこもってしまいます。

本音で語る方法を学ぶ

感情を言葉や態度に出せない人はよく、ＴＰＯを考えて自重する必要があるから仕方ないという言い訳をします。彼らは「主導権を常に握っている完全無欠な人」というイメージを守るためなら、どんな努力も惜しみません。

しかし、自分に課した非現実的なほど高いハードルは、いずれ自身のメンタルを蝕み、うつ、さらには自殺の引き金となることも少なくありません。他人から「無価値」と見なされるのを恥じる心に打ち勝ち、思い切って自分の気持ちを正直に打ち明けるべきなのです。

その際に大きな役割を果たすのが信頼です。たとえ「弱みを見せるな。仕事に行って、Ｘ氏の要求に応えなければ、すべてがダメになる」という「内なる批判者」の声が聞こえても、自分には助けを求める勇気があると信じ、さらに、相手が助けてくれると信じる力が必要です。

弱みをさらけ出したら、周囲からおかしな目で見られると心配になるかもしれませんが、自身が窮地にあると自覚し、助けを求められる人こそが最強の人間です。しかも私の経験から言えば、誰かが正直に声を上げると、他の人もそれに続いて弱みを開示するようになるものです。

不調のときに勇気を出してさらけ出した自分の姿、不完全で、人と異なるユニークな存在――それこそが今のあなたです。心配は無用。私たちは誰もが不完全で、人と異なる存在なのですから、取り繕う（つくろう）のはやめましょう。ときには相手を怒らせてでも、自分の境界線を守るべき場面もあるでしょう。ビクトリアのように自分を「リセット」するには、それも必要なことです。

ライアン

何度も登場しているライアンも、私の元を訪れたとき、長期に渡ってうつを患っていました。かかりつけ医の指示に従って休職し、ウォーキング・セラピーにも熱心に取り組んだ結果、彼は文字どおり解き放たれました。

自分のことをオープンに話せるようになると、物事が好転し始めました。運動をする、自然の中を歩く、呼吸を意識するといったことも重なりました。私にとっては大きな変化で、自分のセクシャリティを振り返り、受け入れられるようになりました。今は男性のパートナーがいて、数カ月後に結婚します。

セラピーを始めた当初は自分が愛されない存在だと感じていて、ジョナサンからまずは自分自身との間に愛に満ちた関係を築く必要があると指摘されました。それが転機となり、その後、今のパートナーと出会って愛し合うようになったのです。

あなた自身や周囲の誰かにうつの経験があれば、孤独感によってさらに気分が落ち込むことがイメージできるでしょう。私の母は癌の闘病中にうつになり、その後亡くなりましたが、当時の私は母を助けられない自分の無力さを痛感しました。母が抱えていた複雑な気持ちについて話題にできない自分に苛立ちと怒りを感じ、また母自身が気持ちをうまく言葉にできずに苛立ちと怒りを募らせていることも分かっていました。強く見られがちな母でしたが、苦悩しているのは明らかでした。

うつの状態を一言で言えば、「身動きが取れない気分」。蜂蜜のプールの中で、必死に歩こうともがく感覚だと言う人もいます。彼らは自分がうつだとはっきり自覚しており、その認識と体の不調が相まって、やる気がそがれ、孤立し、室内に籠り、心も体も閉じ込められてしまいます。

家の中に閉じこもっていると、網膜を通して日光を浴びる時間が圧倒的に短くなるという問題もあります。睡眠と覚醒のサイクルに深く関わるホルモンのメラトニンと、精神を安定させる作用を持つセロトニンの分泌が減ることで、冬季うつ病とも呼ばれる「ＳＡＤ（季節性感情障害）」によく似た状態に陥るためです。

解決策は？

気分が重いときに難しい注文なのは重々分かっていますが、うつを脱するカギは、無理にでも外に出て、体を動かすこと。泥沼にはまったら、じっと助けを待つのではなく、靴が脱げても気にせず、何とか自力で抜け出そうともがきますよね？　うつの場合も同じです。物理的に前に進む（つまり、ウォーキングをする）ことで、前進する余地があることに気づき、心理的な縛りから解き放たれます。

１日１時間以上のウォーキングを推奨していますが、まずはできる時間だけで構いません。毎日歩くという目標を持つことによって、自尊感情を少しずつ取り戻しましょう。

うつの人に「前向きになれ」と言うのは、嵐に向かって「静まれ」と言うようなものですが、嵐はいつか過ぎ去るという希望を忘れないでください。

あなたには、うつに負けない強さがあります。不安や気分の落ち込みはあなたの一部であって、すべてではありません。今はぴんとこないでしょうが、希望を捨てなければ、現状から抜け出す方法は見つかります。まずは外に出ること。それが、明るい未来に向かう最初の一歩となります。

ではここからは、そのためのウォーキングのコツを指南しましょう。まず、2章の「歩き方」で紹介した、その気になれなくても「目的と自信」を持って歩く方法を思い出してください。「ふりをしているだけ」という見方もありますが、むしろ「ピグマリオン効果」という表現のほうがふさわしいと思います。

ピグマリオンとはギリシャ神話の登場人物で、自分の作った女性像の彫刻に恋をした男性の名前。彫刻の女性を狂おしいほどに愛してしまった彼の願いを聞き入れ、女神アフロディーテが彫刻を生身の女性に変えてくれたという神話です。つまり、ピグマリオン効果とは予言の自己成就——信じて願い続けたことが現実になる現象——を指しています。

ウォーキングも同じ。頭を上げて肩を張り、自信に満ちた様子で歩いていると、物おじしない、前向きな気持ちになれます。その状態を長く続けるのは困難でも、何度も行っているうちに、より長い時間、いい状態をキープできるようになります。本当です。

もう1つ試してほしいのが、「今この瞬間の自分を感じ取る」というエクササイズ。これはストレス発散にいいだけでなく、うつ（内面にたまったストレスが大きな原因）にも効くエクササイズです。つらい感情が体のどの部位にたまっているかを観察し、不安な気持ち以外にどんな感情が積み重なっているのか理解を深めましょう。

エクササイズ

今この瞬間の自分を感じ取る

（1）歩き始める前に静かに立ち、全身に意識を向けて、ストレスや不安の兆候がないかチェックします。その際、以下の点について自問してみましょう。

●体のどの部位にストレスや不安の兆候を感じている？
●具体的にはどんな感じ？
●その感覚は鋭い？　鈍い？　ごくわずか？
●他にもストレスや不安の兆候を感じる部位がある？
●そうした感覚はどんな感情とつながっている？（例：怒り、悲しみ、喪失感、苛立ち、刺激過多、疲労、恥など）
●今の気分の落ち込みを1～10のスケールで評価すると？（「非常に落ち込んでいる」を10とする）

（2）次に、（1）で挙げた体の部位に意識を向けながら歩き始めます。たとえば、頭の中に黒い雲が立ち込めている兆候を感じたとしたら、歩きながら息を深く吐き、頭から黒い雲を追い出す様子をイメージします。他の悩みが浮かんできても、解決策を考えるのではなく、ただその感情に名前をつけるだけに留めます。

（3）予定の半分ほど歩いたら立ち止まり、（1）で評価した気分の落ち込みについて、再び1～10のスケールで表します。歩き始める前よりも気分が落ち込んでいる場合は、気持ちが上向くまで、このプロセスを繰り返します。やる気と時間があれば、歩きながら浮かんできた他の感情についても、同じことを繰り返しましょう。

（4）ウォーキングを終える際はゆっくりと立ち止まり、腰を下ろして、自然の中を歩けた自分を褒めましょう。このエクササイズを毎日続けられれば、自分のありのままの状態を感じ取る力を実感できるでしょう。

では、このエクササイズを試したマットのウォーキング日記を見てみましょう。簡潔かつ的確な言葉で、自分の状況を観察しています。

11月21日
歩いた場所：運河沿い

歩いた時間：１時間
重い気分を感じる体の部位：胃の真ん中あたり
具体的な感覚：病気っぽい。体調が悪くて何もする気がしない
感覚の鋭さ：鈍い感じだが、慢性的
重い気分を感じる他の部位：頭にも時々。鈍い痛み。何もする気がしない。この季節らしい天気を思い出す
感　情：悲しみ、倦怠感、寂しさ、絶望
気分の落ち込みのレベル：７くらい。よくはないが、最悪でもない。

ウォーキングを終えると、マットはいつもどおり感想を書き留めました。

終了後の感想：明らかによくなった。気分の落ち込みは４くらいに改善。疲れはあるが、想像力を刺激される物をいくつか見つけた。水に半分沈んだ自転車を見て、自分をイメージ。半分生きていて、半分死んでる！　少し笑えた。うつのときに自分を笑い飛ばすのは難しいが、笑えたことが嬉しかった。

すでに何度かお話ししたように、ウォーキングの前と後に自分の精神状態を確認し、できればそれを記録しておくことが大切です。回復に向けた設計図を描き、進捗状況をチェックできるからです。今回のエクササイズでは、ウォーキング終了時に、歩きながら目に留まったものについて考え、それが今の気持ちとどうつながっているかを書き留めましょう。

そして、次にウォーキングをする際には、何らかの「希望」につながるものを探してみましょう。マットは街の中のウォーキングで、3人の若者が自分のお金で買ったペットボトルの飲み物を作業員の一団に差し出す場面に出くわしました。とても暑い日で、若者たちは照りつける太陽の下で働く作業員の姿を見ていたのです。「作業員の人々が都会っ子の若者に御礼を言っている様子に心が揺さぶられました」と、マットは振り返ります。「自分も若い頃、あんなふうにいいことをしたのを思い出しました。あんな無邪気なエネルギーにまた触れられたら、うつが吹き飛ぶような気がします」

マットが見かけた親切な若者グループ、森の中でティアナが見つけた鳥の羽根（87ページ）、ボロボロだった私に心を寄せてくれた少年（29ページ）。心を開いて屋外に繰り出すと、そんな奇跡に出合えることがあります。心に深く響く、まさに人生の転機。それをきっかけに、人の温かさや愛、幸福といった長らく忘れていた感覚が突如としてよみがえり、過去や未来について思い悩むことなく「今」を生きていた頃の自分を思い出せるかもしれません。

このエクササイズを考案する過程で、私にとって大きな癒しとなったのは、季節による自然の移り変わりを観察できたことでした。あらゆるものに生と死があり、すべてのものに終わりが訪れるが、いつかまた命が宿る――。ある意味では、うつだった時期を通して、私は精神的な「死」と「再生」を経験したのでしょう。今となっては、それも必要なプロセスだったと思います。

苦しいときこそチャンス、とよく言いますが、私の経験もまさにそうでした。うつは苦しいものですが、希望を捨てなければ、いつか、より強く、より賢い人間に生まれ変われます。

大切なのは、とにかく外に出てみること。小さな目標を胸に、好きなときに、好きなペースで歩けば、きっと回復につながるエネルギーが湧き出してきます。

第7章

変化に合わせて、人生を変える

「変化がなければ進歩もない。思考を変えられない者は何1つ変えることができない」

ジョージ・バーナード・ショー（アイルランド人劇作家・批評家、1856～1950年）

人生において唯一確実なのは――死を別にすれば――、人の一生は不確実性に満ちているということです。どれほど努力しても、未来をコントロールすることは誰にもできません。秘境に隠居して、変化のない質素な暮らしを送っていたとしても、天候の変化や食料の有無、住まいの劣化、他人の干渉といった要因から完全に逃れることはできないのです。

いい方向に変わることもあれば、悪い方向に変わることもありますが、いずれにしても変化は避けられません。でも私たちは厄介な変化にぶち当たると、不意打ちを食らったように固まってしまいがちです。

これは、自分が「正しい道」を歩んでおり、計画どおりに物事が進むはずだと信じているから。そのため不測の事態が起きると、「制御不能」な気分になって怒りやストレス、うつを抱え込むのです。

深刻な逆境に陥ったときはむしろ、つらい気持ちに正面から向き合い、周囲に助けを求めることをお勧めします。重い病気が見つかったり、仕事や人間関係でつまずいたりといった、つらい局面を軽くとらえるべきではなく、誰しも普段以上の支えと慰めが必要となります。

一方で、自分の世界が根底から崩れるような問題にぶち当たっても、重要なのは、そうした「人生の転機」をどう受け止めるか。それによって、問題にどう対処できるかも大きく変わってきます。選択肢は、変化を迫られたときにそれを受け入れるのか、恐れるのか。不都合なものと考えるのか、かけがえのないチャンスととらえるのか。

私自身は、変化を真正面から受け入れ、行動を起こすことで新たな局面に順応すべきだと考えます。自分の中の「賢明な側面」に耳を傾ければ、あとは直感と生存願望が私たちを正しい道に導いてくれます。自分の本能を信頼できるようになるにつれて、人生の転機に際して直感的にいい判断ができるようになります。ダーウィンも言うように、「生き残るのは最も強い者ではなく、最も変化に適応できる者」なのです。

変化の概念を受け入れる最初のステップは、人生の転機には困難が伴うものだと納得すること。終わりが来るのを恐れ、未知のものを怖がる気持ちが強いと、変化を受け入れにくくなるものです。私たちは安全な場所で過ごす時間が長過ぎるあまり、そこから離れると悪いことが起きるのではないかと恐れ、「野性の勘」に頼らなくなります。でも、安全な場所から離れてみなければ、実際に悪いことが起きるかどうかも分かりませんよね。

狼は野生動物の中でもとりわけ、親として優れています。献身的に子供たちの面倒を見ますし、子供が幼くして死んだ場合は遺骸を埋め、群れ全体でその死を悼(いた)みます。群れとして子育てを担うおかげで、子供たちは安心して周囲を探索し、環境に適応し、苦難に耐える力を身につけ、そして文字どおり、独り立ちするために群れの外に押し出されます。急激に変わり続ける状況に適応できなければ、その先には死が待っています。

一方、人間は「野性の勘」にほとんど注意を払いません。狼の子供と違って常に生存が脅かされるわけではないため、変化に適応する必要性が低く、安全な場所での現状維持に満足しがちなのです。その結果、急に逆境に陥ると、恐怖に怯え、難局を乗り越えられる自信も持てません。

でも、安全地帯で現状維持に甘んじていては、自分の潜在能力や野性の勘を開花させるのが怖くなる一方。だからこそ人生には、恐怖と向き合い、乗り越えるよう背中を押されるような瞬間がときに訪れるのです。ちょうど母狼が子供を群れから追い出すように。

変化が訪れたとき、あるいは変わらざるを得ない状況に追い込まれたとき、新たな環境に適応できれば大きな成果が得られます。自然界でも、動物たちは本能を駆使して、変化に素早く対応します。２００４年に東南アジアを襲ったスマトラ島沖地震の巨大津波では、人間が危機を感知するずっと前から、多くの動物や鳥が海岸線を離れてより高い場所に移動していたそうです。

私は２０１２年にロンドンでパラリンピックを観戦した際に、障害のあるアスリートたちの見事な動きに感銘を受けました。彼らもまた、困難に直面したときに最高に前向きな形で、新たな環境に合わせて生きる道を選んだのです。

片脚を失うような劇的な変化を経験する人は多くはないでしょうが、実のところ、私たちは常に変わり続けています。私が「中年の危機」という表現を好まないのも、そのためです。好むと好まざるにかかわらず、人は常に新たな局面に合わせて変わり続けており、中年になって初めて変化に直面するわけではありません。そうした変化に「リアルタイム」で気づくのは難しいものですが。

変化の度合いはさまざまで、どこまで適応できるかは、変化をどう解釈し、どう対応していくかによって変わります。もしあなたが今、人生の転機の渦中にあるなら、以下のスペースにその内容を記しましょう。

私が経験している人生の転機とは……

今の気持ち

　変化の渦中にいると、次から次に新しいことが起きるように感じられるものです。初めのうちは怖くても、困難に向き合い続けるうちに、当初の恐怖心が自信に置き換わっていきます。

　私自身も酒とドラッグの依存症に続いて、人生が崩壊しそうな危機を経験しました。当時、何よりも怖かったのは、完全に独りぼっちだったこと。悪いのは、愛する人たちと距離を置き、大切にしてきたものを自ら破壊した私自身なのですが、当時はすべてを壊すことでしか、人生をコントロールできている感覚を得られなかったのです。根底には母や兄など大切な人を失った悲しみがありましたが、だからと言って自分や周囲の人々を傷つけた数々の行動が許されるわけではありません。

心の奥底ではこのままではいけないと知りながらも、真実から目を背けたくて、私は無秩序な行動にのめり込んでいきました。でも、本音を言えば、怖かったのです。自分が何者かを見失ったゆえの孤独と孤立に満ちた暗闇を、自分の中に見出すことが……。

振り返れば、当時は助けが必要だという事実を認めるのが怖くて、死にたいという願望さえ持っていました。でも、そんなごまかしもついに限界を超え、酒やドラッグのない人生がどんなものか見当もつかない状態に……。結局、心理的にも感情的にも、そして肉体的にも疲労困憊した私は、プライドを捨てて白旗を上げました。そして、変化から逃げ回るのをやめ、変化を受け入れるようになったのです。

以前にもお話ししたように、酒とドラッグからようやく足を洗った私は、混迷の時期にも自然が無条件に私を支え、育ててくれると気づきました。リッチモンド公園の木々の間を歩いていると、形ある「もの」はすべて失ったのに、自分は今もこの場所に力強く立っていると分かります。すべてを失ってみて初めて、実はすべてを持っていると気づく瞬間があるのです。

私たちは誰しも、人生のどこかの時点で、すさまじい恐怖心に襲われながらも、何とか乗り越えるしかない場面に遭遇します。森の中には光もあれば、暗闇や影もあります。森がそのすべてを受け入れて生長するように、人間も、光も影もある人生をまるごと受け入れなければなりません。

私は森に入ると、原始的な自分に戻れる気がします。直感が冴え、一人で歩いているのに、守られ、育てられているように感じます。ウォーキング・セラピーのセッションでも、季節の変化を感じ取り、隣を歩くクライアントの精神的な死と再生に、季節の変化がどう関わるかを観察するのが大好きです。

森は、中身が分からず制御不能な「未知なるもの」の象徴です。だとしたら私たちは、人生の転機の渦中では理性を脇に置き、直感を信じて、森の奥深くへと歩みを進めるべきではないでしょうか。

ジェリーは職場で強烈なプレッシャーの中、会議に追われ、常にストレスを抱えながら多くの決断を下していました。そのことに気づいた彼は、重大な結論にたどり着きます。

ジェリー

メールとテクノロジーの台頭と、コーヒーの台頭は連動しています。もしもリラックスした気分で、かつカフェイン抜きでビジネスミーティングに参加したら、同僚の様子を異常だと思うことでしょう。私自身、何百回もそんな場面を目の当たりにしてきました。

職場のお偉方は異様にハイになって、人の話を聞かずに議論を吹っかけてきます。人々は自分がいかにソフトウエア開発者に操られているか気づいていません。シリコンバレーの大勢のエンジニアが、ＳＮＳを介して私たちを追い詰め、急かそうとしているのに、私たちは彼らの標的にされていることに気づいていないのです。

そんな環境から抜け出さなければ、と思いました。これは戦いです。私は賢明にも、このゲームから脱出でき、精神的に生まれ変わりました。

変わるチャンスを前にしてストレスを感じる元凶は、恐怖心です。劇的な変化が迫ると、これまで築き上げてきた世界が崩壊するように感じるものですし、実際そのとおりかもしれません。でも心がけ次第で、より実り豊かな世界に置き換わるという希望もあります。

仕事人間のビバリーの貴重な体験を紹介しましょう。

ビバリー

今の私は以前よりずっと、自分を信頼しています。他の職場でも通用するスキルがたくさんあり、この場所を離れられる。ウォーキング・セラピーの前は、一面的な思考に囚われ、そんなふうには思えませんでした。燃え尽きてしまうのも、仕事のことしか考えられない一面的な思考の表れです。

今は、必要ならスターバックスで働けばいいと思っています。今の仕事にこだわらず、辞めてもいい。貯金もしてきたので、半年間無職でも大丈夫です。

本物の自分、偽物の自分

誰にでも、素のままの「本物」の自分がありますが、ときには人生が思わぬ道に迷い込み、本来の自分とは異なる状態に陥ることもあります。たとえば、学校や職場でいじめられたとき、自分の心を守るためにやむをえず、他の誰かをいじめてしまうのも、そんなケースの1つでしょう。

多種多様な職業のクライアントと接してきましたが、彼らのほぼ全員がキャリアのある時点まで時間を巻き戻し、本来の自分に戻る道を探りたいという願望を持っていました。そして大抵の場合、ウォーキング・セラピーに驚くほど好意的な反応を示します。かつて自分を育ててくれた環境にようやく戻れたと感じ、故郷に帰ったような感覚を覚えるようです。この経験から私は、理由はともかく、自然はすべての人にとっての「公約数」のような存在で、人生の転機の渦中に安らぎを求めて立ち返る場所なのだと分かりました。

どのタイミングで本来の自分を見失ったのか、そして自分がどう生きたいのか、自覚していない場合もあるでしょうが、あなたはその答えを直感的に知っています。あなたの心と体は今の姿が偽りであると重々承知しており、不快感やストレス、不安という形で反応しているのです。

人生の転機には、不安定で落ち着かない感覚に襲われることもあります。まるで地震の前に地殻変動が始まったかのように、何かがおかしいと感じるのです。そんなとき、変化に身を任せて、新たな経験をする道を選ぶか、「身動きが取れない感覚」を抱いたまま過ごすか、２つの選択肢があります。

ときには自分が変化するスピードが遅いように感じる場合もありますが、大抵の場合、それは社会が求めるスピードがあまりに速いから。私たちは周囲の人を見渡して、無意識のうちに「なぜ、あんなにきちんとしているのだろう？　いつも自信にあふれて、幸せそうで」などと考えがちですが、そう見えるのは、相手の弱い部分でなく、外側の固い殻だけに着目して、自分と比べているせいです。

弱い自分を守る行為は、何年も使い続けている快適なコートを着るようなもの。コートの形やサイズは人それぞれで、だからこそ、あなたは「不完全かつ唯一無二」の存在なのです。どうか逆境にあるときこそ、そんな弱い自分を両手で抱きしめてあげてください。

私も数えきれないほど、人に見捨てられてきました。周囲との絆が切れそうに思うこともありますが、そんなときこそ自分の中の敏感な側面を大切にすべきです。苦難の渦中にあるあなたの姿を見て、他人が何らかの評価を下したとしても、それは彼らの問題で、あなたが気にする必要はありません。心の奥底の自分の声が、必ずあなたを導いてくれます。

これだけは忘れないでください。孤独な道のりですが、ときが満ちるのを忍耐強く待てば、本当の自分が表出するのに時間が必要だった、と分かる日が来ます。今は、いつかそのときが訪れる、と信じるだけで十分です。

この章を書く過程で過去の苦しい記憶がよみがえるのはつらい経験でしたが、同時に自分の回復力を思い出すこともできました。今後も、変化を怖れる気持ちが消えることはないでしょう。でも、制御不能に陥るのが怖くて必死に状況をコントロールしようとしていた頃とは違い、ある時点を過ぎたら諦めて、流れに身を任せるべきだと分かっています。

愛する人や大事にしてきた物を手放すのは怖いことですが、自分を助けてくれると思っていた人や物が、実は自分を傷つけているという現実を直視すべきときもあります。私が酒とドラッグをやめたときも、まさにそんな心境でした。

自分の下した大きな決断がなぜ正しいと思えるのか、と疑問に思う人もいるでしょう。実は、正しいかどうかは分かりません。それでも、自分の直感を信じてください。確固たる信念を持ち、「私は自分を見殺しにしない」と何度も言い聞かせる――そうすることで、自分の決断を心から信じられるようになります。

私は人生の転機にぶつかるたびに、自分の信じるものに従い、直感に忠実に行動してきました。対人関係も同じです。信頼を築くには時間がかかりますが、壊れるのは一瞬。だからこそ、世界中から否定されても何とかなると信じ、自分が本気でなりたいと思う未来像に向かって行動を起こすべきです。まずは自分を信じられなければ、他人を信じることなど無理な話なのですから。

季節と人生の転機の関係

人生の転機となる出来事が、1年のある時期に集中しやすいと感じたことはありませんか。クリスマスの後や春先にはプライベートで新たな局面が訪れやすい、といった具合に。「去年の今頃を思い返すと、ずいぶん進歩したでしょう?」とクライアントに問いかけると、皆、わずか1年の間に経験した変化の大きさに驚きを隠せません。また、誕生日や記念日のような特定の日付も、大きな変化の引き金となりやすいようです。

大きな変化の渦中にあるとき、私たちは常に自分自身や周囲の環境との微調整を重ねていきます。また、年を取るにつれて、自分自身が変わっていくことも受け入れる必要があります。優先するものが変わり、目指すゴールが変わり、人生観にも変化が生じます。そうした内面の変化に、加齢や子供の独立といった外的要因が重なると、新たな自分を受け入れるのが難しい場合もあるでしょう。

いずれにしても、人生の転機について深く理解するために、ここでウォーキングに出かけ、以前は無視したり、拒否したりしていた道を探索してみましょう。

今回のウォーキングに最適な場所は、曲がり道や脇道、見知らぬ小道などの多い森林エリアです。都市部に住んでいる場合は、通勤時や週末にいつもと違う道を歩いてみるのもいいでしょう。

私の人生を振り返ると、「安全志向」が強い時期には、リスクを避け、自発的な行動を控えて、いつも同じ道を選びがちでした。逆に、リスクを恐れず挑戦していた時期には、子供のように自由に歩き回ったものでした。この状態を「自由な子供」――大人をがんじがらめに縛りつけている規則や法律に囚われず、自由に行動すること――と名づけましょう。

エクササイズ

直感に従って歩く

このエクササイズではまず、最も効率よく目的地に到達できる道と、旅をするような感覚で最も楽しく歩ける道のいずれかを選びます。その上で、次の２点を自問してください。

- そちらの道を選んだのはなぜ？

●その道は今の自分の生き方をどう反映している？

たとえば、最近、空き時間や仕事の時間をもっと効率よく使えないかと苦心しているとしましょう。そんなとき、あなたは効率のいい最短コースを選びますか。それとも、同じことを繰り返すだけの生活から抜け出せるような冒険の旅を望みますか。

どちらか1つの道を選んだら、今度は足元だけに集中してください。地面を見ながら、足の動きに任せて、一番楽しそうなルートに歩を進めます。

先日、このエクササイズを試したところ、敷石を避けたり、坂を下ったりしながら、自分の中の能天気な面と自然が結びつく感覚を味わえました。

このエクササイズでは、今目の前にあるものに集中し、直感と自発性、創造的な思考を駆使することが求められます。どこにたどり着くのか分からないため、未知なるものへの恐怖心と向き合い、乗り越える手助けにもなります。

変化が訪れる気配を感じても、その先に何が待ち受けているか分からない場合が多く、それが恐怖心を生み出します。でも、不確実なものへの対処の仕方は、その人次第。恐れるのではなく、自分を再発見するチャンス、挑戦する機会がなかった分野に取り組むチャンスととらえることも可能です。

エクササイズ　ビジョンを持って歩く

このエクササイズは、６章でお話ししたピグマリオン効果を活用した視覚化を通して、心の目に映る自己認識と、未来の自分の姿をとらえ直すものです。自分に否定的なイメージを持っていても、「自己成就予言（言葉にして繰り返すことで現実になりやすくなる予言）」を活用して、前向きな思考回路や意思決定を身につけられるようになります。具体的な方法を見ていきましょう。

（1）歩き始める前に、今の自分のイメージを映像で思い浮かべてみましょう。ルックスから日常生活の様子まで、詳細をイメージできるほど望ましいので、時間をかけて取り組みます。

（2）ウォーキングをしながら、「なりたい自分」になるまでに必要なステップと行動について考えましょう。手始めに、今の生活のどの部分に満足していて、どの部分に苛立ちや恐れ、失望を感じるかを明確にします。

（3）否定的な自己イメージをどのようなものに変えたいですか。今の自己認識に代わる肯定的な自己イメージを視覚的にイメージしてみましょう。

（4）ここまでのステップを踏まえて、今度は未来の自分のイメージと、5年後にどんなふうに暮らしていたいかを想像します。

（5）ウォーキングの終わりに、（1）で思い浮かべた自己イメージと現時点の自己イメージを比べてみましょう。

（6）帰宅したら、ウォーキング中に気づいたことを順に書き留めます。自分をどう変えるべきか、5年後に理想の生活をしているために、どんなステップを踏むべきかという視点で戦略を立てましょう。

ある日、マットと私は彼の自宅近くの森で、この「ビジョンを持って歩く」のエクササイズを行いました。最初のうち、彼は森の木々に重苦しさと圧迫感を感じていましたが、次第に歩くスピードを落とし、自分がここで何を話しても、森という「防音装置」のおかげで外に漏れない気がする、と言いました。森に守られている感覚に気づき、本音を語れる安全な場所だと分かったのでしょう。

マットのこの日のウォーキング日記を覗いてみましょう。

2月16日

歩いた場所：セブンエーカーの森、自宅の近く

歩いた時間：１時間

歩き始める前の気持ち：寂しい、気が重い、何とかやり過ごしている。格好よく見せる努力をしているわけではないが、まったく無頓着でもない。小ぎれいな格好をしてもいいが、その気になれない。

ウォーキング中の出来事：家族が亡くなって独りぼっちになることへの不安について話

した。自己イメージは世捨て人。それが好きかと言われたら、隠遁生活に惹かれる面はあるが、人と一緒にいるのも好き。癒しの時間は一人で過ごしたいが、それが健全かどうかは分からない。

将来について：パートナーと復縁できない場合も、息子のためにいい関係を築きたい。シングルファーザーとしてちゃんとやれていると自信を持ちたい。対立や喧嘩のない暮らしがしたい。ずっと一人ではいたくないが、寂しいからと言って、うまくいかない相手とつき合う気はない。若い頃はよく絵を描いていたので、まだ描けるか試してみたい。

終了後の気持ち：思っていたより、自分には可能性があると感じる。パートナーとの別れを乗り越える必要があり、これからも落ち込むことはあるだろうが、別れは多くの人が経験するもので、世界の終わりではない。悪いことばかりではないと思い始めている。

将来のためにすべきこと：パートナーとの口論をやめ、つらい状況が永遠に続くわけではないことを受け入れる。今後どこに住み、どうなりたいかを真剣に考える。絵画教室に申し込む。再び芸術に触れることで大いに癒されると思う。

このエクササイズは、人生の局面をとらえ直し、再構築するのに役立ちます。想像力を羽ばたかせることで気持ちに変化が生まれ、回数を重ねるほど将来のビジョンが明確に浮かび上がってくることでしょう。

変化と折り合いをつけ、人生の転機のかじ取りをするのは容易ではありません。いくつもの問題が同時に噴出して、なぜ自分がこんな目に……と思うこともあるでしょう。依存症から抜け出して精神的に生まれ変わった私も、当初はそんな疑問を感じ、必死に流れに抗おうとしました。あの頃は世界中が自分の敵だと思っていました。もし初めから直感に耳を傾け、変化を素直に受け入れていたら、私の人生の旅ももう少し穏やかなものになったでしょうが。

この世には自分の力ではどうしようもないことがあり、ときには流れに身を任せて、行き着くところまで行くしかない、何事も起きるべくして起きる――私は多くのクライアントを見てきて、また自分自身の経験からも、そうとしか言いようのない場面に多数遭遇してきました。こうした経験が私のセラピストとしての強さの源泉となり、またクライアントたちの勇気と覚悟にいつも元気づけられています。

変化を乗り切る最も効果的な方法は、抵抗せずに諦めること。そう言われたら、心が楽になりませんか。あなたにもきっとできます。さあ、思い切って一歩を踏み出し、未来に向けて進みましょう。

第8章

悲しみと喪失

「以前のままの自分であり続けるのは不可能だから、今までと違う自分になって進むしかない」

シェリル・ストレイド著『わたしに会うまでの1600キロ』より

人生の転機には何らかの「終わり」を突きつけられ、その過程には悲しみが伴うもの。人生の1つの章が終わり、新たな章が始まる、と分かっていても、ページをめくる手が思わず止まることもあります。変化、特に何かを「手放す」という変化は、誰にとっても簡単なものではありませんから。

何かを喪失することも、悲しみを生む原因の1つです。喪失感の大きさは、失ったものの大切さや絆の深さに比例しますが、なかでも大きいのが、死という形で大切な人を失った悲しみです。

仕事を失っても、態勢を立て直して他の職に応募できますし、夫婦や恋人との関係が終わっても、その経験から学び、他の誰かと出会う日が来るでしょう。また、経験できなかったことを嘆くたぐいの悲しみもあるかもしれません。でも、誰かと死に別れてしまったら、その人との関係が永遠に断ち切られるだけでなく、埋め合わせできない自分の一部まで失うことになります。

悲しみと衝撃と恥

悲しい体験をしたときにたどるプロセスには、一定の順序があります。

まず初めに、ショックを受け、事実を否定する感情が生じ、次いで、裏切られた、不当だという怒りの感情が湧いてきます（なぜ私の身にこんなことが起きるのか、私を残して逝くなんておかしい、なぜあなたが死ななくてはならないのか、という具合に）。そのうち、現実を理解できるようになると、今度は気持ちが大きく落ち込みます。そして最後に訪れるのが、望んでいなくても人生は続くのだから、精一杯生きるしかないという「受容」の段階です。

とはいえ、誰もが同じように、この段階を直線的にたどるわけではありません。怒りや気分の落ち込みが長く続く人もいれば、悲しみをため込んで、突然爆発させる人もいます。人と比べて、自分は「正しく」悲しんでいるだろうか――そんな不安に怯えるうちに、自分を恥じたり、自分に問題があると思い込んだりして、周囲からの承認やサポートが最も必要な時期なのに、無力感や不安定な気持ちを募らせる人もいます。

悲しむ方法に「正しい」も「間違っている」もありません。コミュニティ全体で悲嘆に暮れる期間を設け、悲しみを吐き出しやすくする文化もあれば、一人で静かに喪に服す文化もあります。

人間には悲しみを取り除き、不快な感情から「解放されたい」という本能的、直感的な願望があります。でも、この願望は往々にして、怒りや喪失感、不当さ、悲しみといった強烈な感情を「忘れたくない」と願う、もう1つの衝動と矛盾します。

そうした強烈な感情を真正面から受け止めるのは容易ではなく、私たちは自然な反応として感情を内に抑え込もうとします。怒りや悲しみを忘れてしまったら、大切な人を失ったことを認めてしまう気がして、忘れるのが怖いのです。つまり、怒りや悲しみを抑え込もうとするのは、大切な人の死を否定したい、二度と蘇（よみがえ）らないという事実を認めたくない、という思いの表れなのです。

私はこれを「狼を扉に近寄らせない行為」と表現しています。ここでの狼とは、野性的なエネルギー、つまり本能的な感情を指します。衝撃や不信感、動揺、無力感、戸惑いといった感情から自分の身を守りたい、厳しい現実を受け入れたくない、あるいは、愛する人たちに心配をかけたくない、彼らにつらい思いをさせたくない――そんな思いから、私たちは本能的な感情を抑え込むすべを身につけています。

さらに、人前で醜態をさらすのを怖れる気持ちもあるでしょう。「人前で泣いてもいいが、怒ってはいけない」「怒るのは構わないが、涙は見せるな」などと言われることがありますが、他人の前で感情をさらけ出す勇気のある人がどのくらいいるでしょうか。

私は、これまでの人生で3回、近しい人との死別の悲しみを経験しました。そのときの想いや世界の見え方はそれぞれ違いましたが、悲しみのプロセスを経るなかで、死（と喪失）は人生の自然な一部だと受け入れられるようになりました。

死別の際に大切になるのは、亡くなった人が遺した「メッセージ」です。その人は人生を精一杯生き抜いた？　やりたかったことをすべてやり切った？　後悔していることについてもっと話したかったのでは？　疎遠になってしまった友人や親族について何か言っていた？　その人らしい生き方を最期まで貫いた？

私はホスピスでセラピストとして働いていた頃、もっと色々なことを経験したかった、後悔の多い人生だった、家族や友人ともっと仲よくすべきだったとこぼす入所者を数多く見てきました。

死別以外の喪失を経験した場合も、似たような質問を自分に投げかけてみるといいでしょう。たとえば……

- その喪失経験はあなたの今の姿に影響を与えている？
- 最近死別した人または失った物について、一番印象深いのはどんなこと？
- その喪失体験から自分自身や今後の生き方について学んだことはある？
- あなたの元にどんなメッセージが遺されたと思う？
- その喪失体験のせいで、今のあなたは前に進めない状態にある？　もしそうなら、なぜそうなると思う？
- もう一度前に向かって歩き始めるために、どんなサポートが必要だと思う？

これらの質問を覚え書きとして、ウォーキング日記にメモしておくといいでしょう。

悲しみと絆

母が亡くなったとき、私はまだ17歳で、当然ながらショックに打ちひしがれました。母子の絆の強さを知り、それが永遠に失われてしまったことに気づいたからです。亡くなる直前の母に私がかけた最後の言葉は、「愛してる。ママのことを誇りに思うよ」でした。母はとても弱っていましたが、「私もよ」と返してくれました。

母の死後、私は他の家族とも自分自身とも心が通じなくなり、痛みを忘れるために酒に走りました。母の死を早過ぎる不公平な死だと思い、10代の自分を遺して死んだ母に裏切られた気がしていました。アルコールのせいで怒りがさらに増幅され、私はまるで歩く鉄球のように人々とぶつかりました。

酒は私を苦しい現実から逃避させてくれた一方、周囲の人との健全な関係や精神的なつながりをことごとく破壊しました。そして、酔いから醒めるたびに壊れたものの大きさに気づいて、惨めな気持ちになり……。私にとって酒は極めて不健康で有害な存在になっていましたが、当時はそんな疑問さえ持てませんでした。

長兄が亡くなったときも、さらなる喪失感と悲しみから身を守るために一段と飲酒を重ねました（次の章で詳しく語ります）。当時の私には、それ以上の喪失感や心の痛みを受け入れる余裕はありませんでした。今思えば、自分の感情とうまくつき合う方法を見つけられればよかったのですが、若かった私には無理な話。いや、正直に言えば、年齢は関係ありません。痛みや喪失感が限界を超えると、どれほど人生経験や知恵があっても役立たないこともあるのです。

その後、ようやく変化を受け入れ、ウォーキングを始めた私は、自分のつらい喪失体験が全世界から苦しみを押しつけられたせいではない、と理解できるようになりました。人は勝つときもあれば負けるときもあり、生きているときもあれば死ぬときもある。悲しいけれど、命あるものは皆、その循環の中にいるのです。

野外を歩いていると、大切な人をなくしたときの動揺が薄らぎ、大事な記憶を呼び起こすことができました。ときには、亡くなった人たちがすぐ隣を歩いているような気分になり、かつて彼らと一緒に歩きながら話したことを思い出したりもしました。ウォーキングを通して、彼らが私の人生にもたらしてくれたものに感謝し、二度と会えないのは悲しいけれど、彼らが残したメッセージは自分の宝物だ、と気づけたのです。

悲しみのプロセスで大切なのは、「終わり」から目を背けないこと、つまり、自分にとって意味のある形で「さようなら」を伝えることです。たとえば、亡くなった大切な人に向けて手紙を書いたり、その人との関係を象徴するような儀式を行ったり、という別れの儀式は、その人がもう存在しないことを受け入れるための癒しにつながります。こうした儀式は、死別だけでなく、受け入れがたい「終わり」を伴うさまざまな別れにも応用可能です。

クライアントのフランシスは、30年来の女性の親友アンを癌で亡くしたばかりでした。アンは生前、フランシスに葬儀の際に弔辞を読んでほしいと頼んでいました。「お葬式の日に落ち着いていられるのは、あなたしかいないと思うから」という理由で。

あまりにも的を射た指摘に、フランシスは苦笑いしました。彼は「正しい」感情を表現するのが苦手で、アンが亡くなっても、悲しみが湧き出すまでにかなりの時間がかかるだろうと、互いに分かっていたのです。

フランシスと私は、彼の自宅近くの海岸を抜け、足を滑らせそうな海沿いの美しい小道を歩きました。鉛のような灰色をした1月の海と空が、ぼんやりと溶けあっています。私は彼に、悲しみのプロセスのどの段階にいると思うか尋ねました。「皆、嘆き悲しんでいて、そうじゃないのは僕だけみたいです」と、フランシスは話し始めました。「そういう気持ちになれないんです。どういうわけか、そういう感情から切り離されているみたいで、自分に腹が立ちます。悲しいはずだし、悲しむべきなのに、そういう気持ちが湧いてこない」

彼は「正しく」悲しめないことに罪悪感と恥ずかしさを感じていました。さらに、アンの葬儀に参列しなかったことも、その思いに拍車をかけています。

「彼女が亡くなった日、僕は家族で旅行に出ていました。3週間留守にしていたので、葬儀に出られなかった。弔辞を読むと約束していたのに、できなかった。彼女との約束を破ってしまったのです」

私は、フランシスがアンの名前を口にすることさえ苦しそうな様子に気づき、理由を尋ねました。

「『アン』の死について話すのはリアル過ぎて……。彼女が死んだことを受け入れられないのだと思います。悲しみよりも、むしろ怒りを感じます。早死にする人は大勢いると分かっているけれど、なぜ彼女が……。不公平じゃないですか」

フランシスとアンは、それぞれが初めて実家を出て暮らし始めた頃に知り合いました。アンはおおらかで気さくな人柄で、フランシスの生活を明るくしてくれたといいます。「いつも僕を笑わせてくれました。笑いのツボが似ていて、亡くなる直前までユーモアを忘れませんでした。男女の関係ではない恋愛。純愛でした」

崖の頂上に続く長い坂道を歩きながら私は、友人の死を「嘆き悲しむべきだ」という心の声は2人の関係の深さを考慮しておらず、彼の心に不要な圧力をかけていると話しました。また、「〜すべき」という表現を使って自分を追い込み、他人の悲しみ方と比較する行為が、「恥」の感情を生む原因になっているとも伝えました。「正しく振る舞えていない」とあざ笑う声が常に頭の中に響いているために、自尊心が損なわれ、自分はダメだという「恥」の感情が募るのです。

「別に恥だとは思っていません」と、彼は反論しました。「むしろ、正しく悲しめなくて、申し訳なく思っています」

「それじゃあ、別の見方をしてみましょう」と、私は提案しました。

「心の声の言葉を、実在の人物が言っていると仮定してみましょう。たとえば、親御さんとか。その人から『どうして泣かないの？　おかしいんじゃない？　申し訳なく思わないの？』と言われたら、どう思う？」

フランシスは黙りこくりました。遠くの入り江に打ち寄せる波が、彼の揺れる心を映し出しているようでした。

「つらいでしょうね」。ようやく口を開いた彼は、言葉を続けます。「叱られて、罰せられているような気がします。恥ずかしくて、怒りも感じます」

「怒りを感じるのはなぜ？」

「親なら、僕に共感して、理解してほしいのに。大事な友達をなくしたんだから、いい加減にしてほしい」

「なるほど。あなたに聞こえるのは実在の人物の言葉ではなく自分の心の声で、しかも間違っていると分かっている。なのに、なぜ気になるのでしょう？」

「分かりません」と、フランシスは答えました。「答えられません。でも、気になってしまうんです」

恥の感情を他の場面でも感じることがあるかと尋ねると、彼は職場で完璧を求めるあまり、無理をしてしまうという話をしてくれました。

「仕事に達成感は感じますが、幸せとは限りません。次々に仕事が押し寄せるのは構いませんが、仕事以外のことを犠牲にしがちです」

私はフランシスに、内にため込んだ怒りが厳しい心の声となって、自分を叱りつけ、辱めている、という見立てを穏やかな表現で伝えました。そして、10代後半でアンに出会い、彼の人生の展望が開けたこと、光を追いかけて暗闇から抜け出す意義を本能的に知っており、アンがその「光」だったこと、彼女が彼の世界を惜しみなく照らしてくれたことも伝えました。

「なるほど。でも、僕が彼女を想って泣けない理由はまだ説明がつきません」

そこで私は、悲しみへの反応は一様ではないことを説明しました。「待ちましょう。そのときが来たら、涙は自然と流れますから」

カギは我慢して待つこと。慌てて「解決策」を探しても、大抵の場合、深い感情を切り捨てるだけに終わります。結局のところ、時間こそが癒しであり、手っ取り早い解決策で喪失感を追い出そうとするより、自分の気持ちとしっかり向き合うほうが、心の回復への近道になる場合も多いのです。

坂道を下って海辺の町に戻る帰り道、オフシーズンで閉店しているバーや、冬場の散策を楽しむ人向けのカフェを横目に見ながら、私はフランシスに、アンがどんなメッセージを残してくれたと思うか尋ねました。私たちは防波堤のそばで立ち止まり、彼が答えを探すのを待ちました。

「亡くなる前の彼女は衰弱していて、別れの言葉を言える状態ではありませんでした。でも、もし話ができたなら、『人生を楽しんで。一所懸命に生きて。人に優しく、親切にね。でも、いつも立派に振る舞う必要はないわよ』と言うでしょうね」

「そのメッセージをこれからの人生にどう生かしますか」

そう問いかけると、フランシスはにやりと笑い、こう言いました。「実はもう活かし始めているんです。深刻になり過ぎたときは、彼女なら何て言うだろうと考えるんです。そうすると、悩みも長くは続きません」

こうしてフランシスは、厳しい心の声を封じ込め、生前のアンと対話しているような声を聞けるようになっていきました。彼女の声に耳を澄ませることで、彼女が残してくれた贈り物に感謝できるようになり、悲しみにも意味があると気づいたのです。

数カ月後、フランシスから久しぶりに近況報告の連絡がありました。その手紙の一部を紹介しましょう。

フランシス

ダムが決壊するまでに、長い時間がかかりました。１カ月前、「ア・モンスター・コールズ」の舞台を見に行ったときのことです。最後のシーンまで平気だったのに、突然、涙があふれました。でも場内が明るくなると、泣いているのは僕だけではなくて、その瞬間、自分は一人ではないと分かりました。誰もが、人生が一変するような苦しい経験をしているのだと。

喪失感とともに生きる

大切な人や物を失うと、その人やその物なしの人生なんて想像できないと思うものです。悲嘆に暮れている人はよく、心臓を突然刺されたかのように、予期せぬタイミングで悲しみが襲ってくると言います。

深い喪失感や怒りも同じです。ショックで呆然とし、周囲から切り離されて独りぼっちだという感覚が湧き上がります。

エクササイズ　どんな場面で喪失感を感じるか

次回のウォーキングでは、どんなときに喪失感や虚しさを感じるか、自分を観察しながら歩きましょう。たとえば、離婚を経験したため、街で幸せそうなカップルを見かけたときに悲しみや無力感を感じる、親や友人など大切な人をなくしたために、カフェで家族や仲間同士が笑っているのを見るとつらい、という具合です。失業中の場合、朝、出勤する人々に嫉妬を感じますか。加齢が気になっている場合、前を走る元気な若者が気になりませんか。

次のスペース、またはウォーキング日記に、いつ、どんな場所で喪失感を覚えたか、それについてどう感じたかを記録しましょう。

喪失感を覚えたタイミングと場所

どのような状況だったか

どう感じたか

喪失感が募るタイミングや場所を特定したら、次のウォーキングの最中に似たような状況に遭遇したときには、失ったものについてポジティブな思い出を思い返すよう努力しましょう。

一緒に過ごした時間にどんなことがありましたか？　そこから何を感じまし

たか？
誰でも人生のある時点で、大切な人や物と別れる経験をしますが、幸せな思い出まで消してしまう必要はありません。私たちには、忘れないという選択をする力が備わっています。

大切な人と死別した後、その人の声が聞こえたり、その人がよくいた場所で姿を見かけたりした経験はありませんか。霊感がある、といった話ではなく、亡くなった人との絆の強さや、その人の記憶が鮮やかに蘇（よみがえ）る引き金がどこかにあることの表れでしょう。こうした経験をすると不安になるかもしれませんが、一方で心が慰められ、その人を身近に感じられる面もあります。

エクササイズ　喪失感とともに歩く

次回のウォーキングでは、亡くなった方がすぐ近くを歩いているとイメージして、映像を思い浮かべてみましょう。街の中を闊歩している？　ビーチをのんびり歩いている？　それとも森の中のトレッキング？　その人はどんな様子でしょうか。あなたに何か話しかけてきますか？

次に、その人の魂に思いを馳せ、あなたにどんなメッセージを伝えたいと思っているか想像しましょう。

このプロセスによって、あなたの内面にある賢明で哲学的な側面を呼び起こし、自信に満ちた、より明確な人生の展望を持てるようになります。また、亡くなった人が残したメッセージに気づくことで、心が慰められる効果もあります。

私はフランシスと一緒にこのエクササイズを行い、アンについて質問しました。するとフランシスは、「ああ、彼女が海にいるのが見えます」と即答しました。

「(カヌーの) パドルを持って、皆に靴と靴下を脱いで一緒に遊ぼうと言っています。手にはジントニックのグラス！　何て言ってるかって？『生きているうちに人生を楽しもう！』かな」

儀式によって幕を引く

心の準備が整ったら、次のウォーキングでは、あなたにとって意味のある儀式を通じて、人生の大切な一章に幕を引く方法を考えましょう。

喪失感に苦しんでいる人にとっては、「終わり」と向き合うことが重要な意味を持ちます。何らかの儀式によって終わりと向き合うプロセスが、幕引きを実感し、別れを告げる手助けとなるのです。葬儀も１つの儀式ですが、個人的に「さようなら」を告げるようなプライベートな雰囲気ではなく、故人との特別な関係の幕引きにはふさわしくない、と感じるかもしれません。そんなときには、より個人的な別れの儀式が効果的です。

故人に手紙を書いて、自分の気持ちを整理するのも一案です。書き終えた手紙は、燃やすなり、石をくるんで湖に投げ入れるなり、瓶に入れて海に流すなり、故人とゆかりのある場所に埋めるなり、自分なりの方法を見つけましょう。

儀式の進め方にルールはありません。写真や思い出の品を箱に入れたタイムカプセルを作り、自然の中の好きな場所に埋める人もいれば、パブやお気に入りのレストランに一人で行き、献杯する人もいます。

こうした儀式には、人生を一歩先に進めるという決意表明の意味もあります。これからも思い出に浸り、複雑な思いを抱くことはあるだろうが、それでも自分の人生を必死に生き抜いてみせる――そんな決意をすることで、逆境のときも自分には物事を成し遂げる力と自信があると思えるようになります。

アンに別れを告げる儀式をするという提案に、フランシスがどう反応したか見てみましょう。

フランシス

アンの名前で企画されたチャリティ・ウォークがあると聞いて、その一部に参加してみました。大変でしたが、闘病中のアンの苦しみに比べれば何でもありません。これまでで最高の経験でした。

昔の友人が集まって、笑ったり、話したり。アンの話題だけでなく、自分たちのことも色々と話しました。長い坂を登り切って頂上に着くと、アンを偲んで献杯しました。僕が登山用ステッキに巻きつけていた動物柄のスカーフ（アンは動物柄が好きでした）を、皆で旗のようにして振りました。

帰りはさんざん道に迷い、皆で大笑い。いたずら好きで、何かとアクシデントの多かったアンがそこにいるような気がしました。

歩き終えたときには、特別なことを成し遂げた達成感がありました。彼女はこれからも僕たちの記憶の中で生き続け、彼女を取り巻く友人たちの絆も消え去りはしません。

こうした形で悲しみとともに歩く経験は心を癒し、一歩前に踏み出せたという実感を持たせてくれます。空気がきれいな屋外でのウォーキングは、中立的な環境に身を置いて思考を深め、気持ちを整理する助けとなります。体を動かして大股で歩く行為も、自信を取り戻す一助となるでしょう。ゆっくり歩くと、自然の奏でる音に囲まれて心が穏やかになる一方、ペースを上げると自分が強くなったような気分になれるかもしれません。

大きな悲しみに襲われ、ストレスで視野が狭くなりがちなときも、ウォーキングはストレスを軽減し、視野を広げるのに役立ちます。この世界で独りぼっちだと感じたときは、木や湖、丘などあなたにとって大切な場所に名前をつけ、自然とのつながりを取り戻してみましょう。

自然はまさに「万物の母」。その自然とつながることで、いつも誰かに見守られ、いつも誰かが隣を歩いているような気持ちになれるのではないでしょうか。

第9章

どれだけあっても満足できない――依存症の病理

「依存症とは、これ以上ほしくないものを、まだ足りないと思うことだ」

ディーパック・チョプラ（インド系アメリカ人作家、代替医療の第一人者）

依存症についての章を書くと決心するまでに、長い間逡巡しました。職場のストレスや不安、うつをアルコールで紛らわそうとするケースはよく見聞きしますが、「寝る前のリラックスのための1、2杯」が、どんなタイミングで依存症が疑われる次元に転じるのでしょうか。

依存症の経験者として、私はその根底に何があるのか、克服するのがいかに難しいかを知っています。大半の人は、この本で扱ってきたようなストレスや重圧を一度は経験したことがありますが、その中で依存症になったことがある人、より正確に言えば、依存症になったことがあると「認める」人はどのくらいいるでしょうか。

人の行動を「依存症だ」と指摘すると、相手は鳩が豆鉄砲を食らったような顔をします。依存症を「自分以外の誰かの問題」だと思っている人が多いためです。よくあるのは、こんな反応です。

「違いますよ。いや、毎晩ワイン1、2杯は飲みますよ。ボトル半分くらいの日も……。でも酔いつぶれたりはしません。ストレスの多い仕事だから、気持ちを鎮めるために飲むだけで、酒を隠し持っていたり、リンゴ酒の瓶を振り回すようなアルコール依存症とは違います」

確かにあなたは、そうしたイカれた依存症患者とは違うのでしょう（もしかして、同じですか？）。でも、つらい状況を切り抜けるために何かに頼っている点では似たり寄ったり。定職に就き、酒の瓶を振り回すほど荒（すさ）んだ生活をしているわけではないにせよ、彼らとあなたが求めているものに大きな違いはありません。

ドラッグの問題も同じです。信じられないでしょうが、週末に軽い気持ちで誘い文句に乗るのと、真っ昼間から隠し部屋でコカイン漬けになるのに大した違いはありません。私もその両方を経験しましたが、まさかと思っているうちに、一方の端から反対の端まで一気に行ってしまうものなのです。

それなのに、「お楽しみ」でドラッグを使っている人ほど、依存症ではないかと問われると真っ先に否定します。「ちょっと待ってくださいよ。大丈夫、皆やっていますから」などと言いながら。

「お楽しみ」としての酒とドラッグ

今や、手軽な価格で簡単に酒が手に入る時代です。2017年に飲酒をしたイギリス人は2920万人に達し、成人のおよそ10人に1人（450万人）が、1週間に少なくとも5日飲酒したと答えています。[(6)] 職種別に見ると、過去1週間に飲酒した人の割合は、専門職と管理職の人が最も高いことも分かりました。

ドラッグ関連の統計にも、酔いが吹き飛びそうな数字が並びます（不謹慎な表現ですが）。NHS（国民保健サービス）の2016～17年の調査では、イングランドとウェールズ在住の16～59歳の約12人に1人（8・5％）が、その前年に不法薬物を摂取していたといいます。薬物問題による入院はこの10年で4割ほど増え、薬物の過剰摂取による死者数も、比較可能な記録が残る1993年以降で最高水準に達しています。

世の中は依存症患者であふれており、だからこそ、私は最終的にこの章を書く決心をしました。依存症患者のステレオタイプに合わないからといって、依存症でないとは言えません。酒、ドラッグ、タバコ、ギャンブル、セックス、仕事、テレビ、食、財テク……。

もちろん、依存症と言っても、健全なものも不健全なものも、重度の中毒も軽度の中毒もあります。でも煎じ詰めれば、心の痛みを和らげ、現実から逃避するために何かに頼っているのなら、それは依存症的行動の兆しと言って差し支えありません。俳優でコメディアンのラッセル・ブランドは「私の問題はドラッグとアルコールではない。現実こそが問題で、ドラッグとアルコールはその解決策だ」と言いましたが、これはまさに依存症患者らしい思考です。

自分の依存症的な行動に目をつぶりがちなのは、常に他人との比較で考えるから。「まずいかも」と思っても、同僚や友人、家族の中にいる自分以上の「酔っ払い」と比べれば、自分はずっとマシだ、と考えて安心するのです。ちなみに英語には「泥酔状態」を意味する俗語として、hammered（ハンマーで叩かれた）、battered（暴力を受けた）、slaughtered（食肉解体された）、trashed（廃棄された）などの表現がありますが、こうした表現には明らかに攻撃的なニュアンスが含まれています。

私たちは表に出せない欲求不満やストレス、攻撃性を解放するために、何かに依存する行動に走ります。つまり、目的は正しいけれど、方法が間違っているのです。依存症的行動の背景には、恐怖心や、感情を制御できないつらさがありますが、恥の意識のせいで自分が依存症だと認めることができません。

「恥の階層関係」とは

相手の何らかの失敗を理由に、その人を見下す人がいます。それによって生じる上下関係を、私は「恥の階層関係」と呼んでいます。この現象は職場でも家庭内でもよく見られ、また、組織内の地位の上下のような形で、社会全体にも浸透しています。

私たちが自分を階層の最上位に位置づけ、代わりに他の誰かを一番下に置きがちなのは、自分のことを「人より劣っている」ではなく、「他の誰かよりは優れている」と思いたいからでしょう。たとえば、「確かに自分は酒を飲む（またはドラッグをやる）けれど、彼ほど頻繁ではないから、大きなトラブルにはならない」「自分は、あいつがやらかしたような失態は犯さない」という具合です。

でも、正直に振り返れば、見下していた誰かとまさに同じ行動をしてしまった経験が誰にでもあるのではないでしょうか。あまり褒められない過去を受け入れ、認められないとしたら、それはそうした行動を「恥」だと感じているためです。

恥の階層関係の中に自分を位置づければ、自分のまずい行動を直視しないで済みます。そのせいか、「社会的に受け入れられやすい」ものに依存している人々は、世の中から軽蔑されるタイプの依存症――特にアルコールと薬物――に苦しむ人を断罪し、「依存症の階層関係」の中で彼らを自分よりずっと下に位置づけようとします。私にとっては、信じがたい光景です。

私は、自分が依存症であることを否定する人に大勢出会ってきました。彼らにも、このままではまずいという自覚はあります（たとえば、アルコールには鎮静作用があり、ストレスや不安を和らげるための飲酒は、長い目で見れば逆効果だと理解しています）。でも、その事実を認めるのを拒み、酒を断つ気もありません。

「私がアル中？　あり得ない。一晩にワイン2杯しか飲まないんだから」

彼らは驚いてそう答えますが、依存症でないとは言い切れません。同じ量を飲んでも、心身の反応は人によってまったく違います。翌朝目覚めたときに頭が重く、二日酔いで出勤してつらい一日を過ごし、迎え酒で酔いをごまかすしかない……。もしあなたがそんな状況なら、高級ワインを1杯飲んだか、安酒を2リットルあおったかに関係なく、今すぐに治療を受ける必要があります。

依存症になりやすい性質

「依存症になりやすい性質」というものが果たしてあるのでしょうか。とりわけ極端な依存行動に走りがちな人を、心の病気があるとみなす場合もあれば、娯楽目的で酒やドラッグを楽しむ人やゲームや賭け事、セックスなどにのめり込む人を「依存症体質」と評する場合もあります。

でも、呼び方はともかく、結局のところ、その先には同じような負のスパイラルが待ち受けています。感情面に大きな負荷のかかる出来事をきっかけに、無害だった習慣が一気に危険な悪夢に転じるケースを、私は数多く目撃してきました。さらに、アドレナリンが大量に湧き出る極端な行動にのめり込み、それが不安や苦悩を生むという無限ループから抜け出せなくなる人もいます。

私の経験から言えば、幼少期の過ごし方も、大人になってから依存症に陥りやすい体質を作る一因になると思います。幼い頃、私の周囲の大人の大半が酒を飲んでいました。つき合いのためもあったでしょうが、苦しいことを忘れるためでもあったと思います。小ぶりのワイングラスを渡され、夕食のテーブルで味見を勧められたのは6歳のとき。当時は誰も、子供に飲ませるのはおかしいとか、体に悪いとは思いませんでした。今ほど情報がなかったため仕方ないのですが、今も多くの人が、飲む量や飲み始める年齢に関係なく、飲酒が深刻な事態につながりかねないことを理解していません。

幼い私に酒を飲ませた両親を責めるつもりはありません。当時はアルコールの害が認知されておらず、彼らにも悪気はなかったのです。ただ、この経験を機に、内気で神経質な少年が、ほんの1、2滴のワインによって自信がみなぎる感覚を知ってしまったのも事実です。そこに学業不振のストレス、学校でのいじめ、その後の母の病気と若すぎる死が追い打ちをかけ……。まさに、依存症的な行動に走るのに必要な条件のオンパレード。さらに、これ以上苦しい思いをしたくないという願望の高まりも、飲酒癖に拍車をかけました。

私のケースが「依存症になりやすい性格」のせいだったか否かは、判断の難しいところです。アルコールが私を内気な性格から解放してくれたのは確かですが、同時にそれ以上に危険な世界の扉を開け、私の中の「狼」が持つ暗黒面を解き放ったのも事実です。酒やドラッグでハイになると、さらなるパーティーと薬物を求めて徘徊したものでした。夜になると、私の中の「狼」はがぜん元気になりましたが、酒とドラッグをあおった後は、自分にも他人にも容赦なく牙を剝きました。

当時の私は、リスクを冒し、危険で無秩序な行動をするスリルを追い求め、そこに自分の存在意義さえ感じていました。それまでの世界が崩壊して無力感に打ちひしがれたときに、酒と薬物だけは自分でコントロールできたからです。

酔っているときには、私が自分や周囲に危害を加えることなく、いまだに生きていられるのは、狼のような原始的本能のおかげだと信じていました。でも、真相は逆。もしも狼が鎮静剤を打たれ、薬漬けにされたら、どうなるでしょう。原始的な本能を奪われた狼は、集団のお荷物になるだけです。

カウンセリングの仕事を通じて気づいた傾向があります。それは、繊細で敏感な性格の人ほど、アルコールへの感度が高く、アルコールが長い年月をかけて感情面に及ぼす影響も大きくなりがちだということです。

先にも述べたように、同じ環境に暮らす2人の人間が同じ量の酒を飲んだとしても、その人の繊細さの度合いによって、反応の仕方はまったく異なります。私の場合、酒が自尊感情と自己イメージに与えるダメージが極めて大きいため、どんな環境で育ったとしても、結局は酒とドラッグに溺れていたような気がします。その点を自覚し、二度と魔の手に落ちないよう、自己管理に励む——そう自分に言い聞かせています。油断は禁物です。

そんなことを心に留めつつ、ここで私の長兄のリチャードについて話しましょう。

兄のリチャードは愛情豊かで繊細で、ユーモアのある皮肉屋で、チャーミングで、極めて知的な男性でした。敬虔なカトリック教徒で、父と同じく音楽の愛好家でもあります。また彼は同性愛者で、宗教心との狭間で恥の意識に苦しんでいました。酒好きだった彼は、恥を忘れるために飲み、アルコールの力を借りて自身のセクシャリティと折り合いをつけようとしていました。

よく他人の心の中にずかずかと入り込もうとしましたが、それは飲み過ぎの状態が続いているときにありがちな、彼自身の境界線が消えてしまったせいでしょう。私にも覚えがあります。

私と同様、リチャードも酒乱で、さまざまな場所でトラブルを起こしていました。母が亡くなったときのことは鮮明に覚えています。彼は私に、母とはとても仲がよかったから、絶対に立ち直れないだろうと語りました。

同性愛者であることをようやくカミングアウトすると、私たち家族は彼のセクシャリティを心から受け入れました。それを機に、彼は酒を控えて立ち直ろうと努力し、完全とは言えないものの、本来あるべき姿をようやく取り戻す兆しも見えてきました。

ところが数年後、母の命日の前日に軽く飲もうとバーに出かけたとき、誰かが彼に大量のメタドン（ヘロイン中毒の治療薬）を売りつけたのです。彼はヘロイン中毒ではなく、メタドンを買う理由などなかったのに。

正確な状況は知る由もありませんが、私の推測では、リチャードはメタドンが何なのかよく知らず、服用方法（少しずつ試すべき）も知らなかったのだろうと思います。そして、おそらくは虚勢を張り、限界を超えてみせようとして、買った分量すべてを一気に飲んだのでしょう。

兄はこの薬に殺されたわけですが、彼が酒飲みでなければ、そもそも薬に手を出さなかっただろうとも言えます。アルコールは「お試し」の薬物摂取につながる「玄関口」。自制心を緩ませ、自傷行為や死のリスクまでも高めます。

リチャードは世渡り上手とはほど遠い、繊細で無垢な愛すべき人間であり、抱えていた問題によって間接的に殺されました。何ともったいない！

兄の死を経験しても、私は酒の恐ろしさに目覚めることなく、アルコールが家族にもたらした悲劇にも背を向け、酒とドラッグにのめり込んでいきました。28歳までに死にたいというのが口癖で、気づかないうちに「緩慢な自殺」を図っていたのです。自分では状況をコントロールできているつもりでしたが、実態は正反対。今思えば、兄に寄り添って彼の人生を理解したい、無力さゆえに防げなかった兄の死を自分のコントロール下に取り戻したいという思いから、無意識に兄と同じ道を歩んでいたのでしょう。

依存症とは、心身に害が生じかねないレベルにまである習慣にのめり込み、制御不能に陥る状態と定義できます。自分が依存症であると認識するには何も、朝目覚めたときに吐瀉（としゃ）物にまみれていたり、隣に寝ている人がなぜここにいるのか思い出せなかったりする必要はありません。

あなたが依存症的な行動に走ると、家庭内で喧嘩が絶えなくなったり、銀行の預金残高が減ったり、健康状態が悪化したりします。昇進の機会を逃したり、自分の可能性を伸ばすチャンスを棒に振ってしまう場合もあります。お子さんを含めて肉親の人生にもさまざまな影響が生じるでしょう。

依存症につきまとう悪いイメージのせいもあり、苦しみの渦中にいるあなたに、家族が共感してくれる可能性はまず期待できません。依存症患者は自分を傷つけ、裏切ってきましたが、同時に周囲の人にも同じことをしてきたのです。その結果、同居する家族や親しい友人たちもまた、患者本人と同じくらいストレスやトラウマ、制御不能な感覚を抱えています。一般に、ＰＴＳＤ（心的外傷後ストレス障害）と呼ばれる症状です。

酒と薬物に溺れていた頃、誰も私の生死を把握していませんでした。そんな不安定な姿を間近に見ながら過ごす家族や友人のストレスは、想像を絶します。

自分が依存症だと気づいたら

自分が依存症であることを認識したら、どうすべきか。答えは単純――やめることです。危険に近づくのをやめ、あなたの人生を支配しているものと手を切るのです。来週になったら、来月になったら、来年になったら、ではなく、今ここで行動を起こし、すぐに助けを求めてください。

あなたが依存している対象が何であれ、それに没頭している間は自信や幸福感、生きている実感を得られる（そして手元になくなると、一段とほしくなる）ことでしょう。でも実際は、本当の気持ちに蓋をしているだけです。

気分が重いときに一杯飲んで気を紛らわせても、翌日にはさらに気持ちが沈みます。ネットで買い物をしても、嬉しいのは最初の5分間だけで、すぐに次の買い物がしたくなります。そんなことをいくら繰り返しても、酒やドラッグ、浪費、ギャンブルなどの衝動を生む根本的な原因は解決できません。

だから、まずはやめること。それも、今すぐに——私はクライアントにそう断言します。交渉の余地はゼロ。本心に蓋をするのをやめない限り、あなたを苦しめるものの真の姿に迫ることなどできません。クライアントから「心の準備ができていません」と言われたら、私は「準備ができたら、また来てください。今の段階では手助けできません」と伝えます。

厳し過ぎると思わないでください。依存症を克服するには、あなたの行動が生んだ事態に真正面から向き合うしかないのですから。

闇の中で苦しんでいた頃の私は、強化ガラスの前に立ちすくみ、ガラスの向こう側で自分の人生が壊れていくさまを眺めている気分でした。自分が自分自身や周囲の人を傷つける様子を見ながらも、どうしようもないという圧倒的な無力感を感じていました。

でも、酒とドラッグをやめると決意すると、人生の壊れた部分を修復するパワーと勇気が湧いてきました。数人の親友と家族、地域の支援グループに支えられ、継続的なカウンセリングのサポートを受けました。地元のクラブ活動やアート教室、大学などのコミュニティに参加することも、回復のプロセスに不可欠な帰属意識を満たすのに大いに役立ちました。

依存との決別は、一定の「変化のサイクル」にのっとって進む傾向があると言われています。心理学者のプロチャスカとディクレメンテが提唱した「行動変容ステージモデル」です。この理論によると、人の行動が変わる際には、無関心期→関心期→準備期→実行期→維持期という経緯をたどります。

「無関心期」は、自分が問題を抱えていることを否定し、自分にも周囲にも問題ないと言い聞かせる段階。「関心期」に入ると、否定から少しずつ目覚め、問題を抱えているのかもしれないと気づき始めます。

次の「準備期」で自分が望む変化を下支えするために必要な準備を行い、その後、いよいよ決めたことに沿って行動を起こす「実行期」が続きます。最後の「維持期」

でカギとなるのは、依存症から立ち直った状態を継続できるか。もし依存の対象に再び手を出してしまった場合は大抵、最初の「無関心期」の否定の段階に戻り、同じサイクルを繰り返すことになります。

各ステージに要する時間はもちろん人それぞれですが、私としては、できるだけ速やかに「実行期」に入り、解決を先延ばしにしないことをお勧めしています。

ビクトリア

毎日のように飲み歩き、遊び回るのをやめるべきだという点は明確でした。すっきりした頭で考えたくても、二日酔いでは何かに集中することもできず、すべてがぐちゃぐちゃでした。

飲酒をやめると、安定した基盤ができて、家の中に秩序が生まれます。私の場合、運動を再開したことも大きかった。気分が落ち込んだこともあってしなくなっていたのですが、ようやく酒をやめたので、朝の6時半にジムのレッスンを予約しました。前の晩に飲めないように、この時間にしたんです。外出先では、車の運転も格好の歯止めになります。飲まない口実にできますから。

酒をやめてからというもの、周囲の人の態度も変わりました。飲むときも飲まないときも、以前よりずっと受け入れてもらっている感じがします。

ビクトリアは母親との間に複雑な事情を抱えていましたが、飲酒をしていた頃にはそうした問題に適切に対処できていませんでした。酒をやめても、問題が消えるわけではなく、心の痛みも感じますが、今では怒りを露わにしてもいいと納得し、母との確執について理路整然と話せるようになりました。おかげで、彼女は自分と他者の間に明確な境界線を引けるようになったのです。

支援グループや地域のサポート

私は回復の過程で、「アルコホーリクス・アノニマス（匿名のアルコール依存症者）」というサポート団体のミーティングに何度も参加しました。万人向けとは言いませんが、私にとっては効果的でした。リハビリセンターもいいのですが、依存から抜け出した後のサポートやアフターケアが十分でない場合もあります。その点、アルコホーリクス・アノニマスやそれに類する団体は、同じ志を持つさまざまな職種の人が手を差し伸べてくれる自由なコミュニティです。

頻繁にミーティングに参加しましたが、ふらっと訪れ、ヤカンで湯を沸かして紅茶を淹れ、椅子を並べて話しながら、互いに尊敬され、支えられるべき価値ある存在だと感じられる雰囲気が好きでした。この集まりでは「人間を超越したパワー」の存在が強調され、それを神のことだと解釈する人が多いようです（そのせいでアルコホーリクス・アノニマスをカルト団体だと思っている人もいますが、まったくの誤解です）。でも、私の場合、人間を超越したパワーは自然の中、野外でのウォーキングにありました。

ゴール設定

達成できそうな期限を決め、まずはその時点まで依存症的な行動を控えてみましょう。不健康な習慣を断ち切ったらどんな生活が待っているか、実際に体験できるいい機会となります。

酒やドラッグの依存症患者は特に「自己の歪み」が起きやすく、その結果、現実を歪めて解釈したり、自分らしさを失ってしまいがちです。ある程度の期間に渡って依存の対象を断ち切ることができたら、どんな生活が送れたかを振り返って記録しておきましょう。

仕事の生産性が高まった？　無理だと思ってきた生活を取り戻せそうな気がした？

自分の設定した目標を達成できたら、そんなふうに自分に問いかけてみるといいでしょう。

一人で酒を断つのが難しそうな場合は、SNSで人気の「10月いっぱい禁酒しよう（Go Sober For October）」のようなチャリティ企画に参加すると、周囲の人と連携しながら断酒をしやすくなるかもしれません。

依存症とともに歩く

依存症になると、先がどんどん狭くなるトンネルの中に迷い込んだ気分に襲われます。快感を与えてくれるものにハマっていくにつれて、普通の日常生活は遠のき、周囲との関わりは失われ、もっと飲みたい、もっと薬をやりたい、もっと賭けたいという欲求しか目に入らなくなります。

そして、これまでの章で見たように、環境とのつながり――周辺を歩き、空気を吸い込み、さまざまなものを見たり感じたりする――が失われ、ひいては自分の心の声も聞こえなくなってしまいます。その結果、幸せなときも苦しいときも私たちを支え、育ててくれるはずの指針を見失い、身体的にも精神的にも、スピリチュアルな面でも道に迷ってしまうのです。

二日酔いに苦しみ、酒とドラッグの後悔に沈んでいるときには、毎日同じスケジュールでウォーキングをするなんて発想は頭に浮かぶこともなく、仮にやろうとしても、とても無理でした。日々の単純な作業でさえ、実行する力を失っていました。

セラピストからは、行動パターンを変えることが不可欠だと指摘されました。よく歩いたパブまでの道を通るのも、依存症の時期に支えてくれた人たちと会うのもやめて、新たな道を見つけるしかない……。そんなとき、ウィンブルドン公園やリッチモンド公園を歩く経験は新鮮でした。過去に何度も訪れたことがあったのに、以前と違って見えたのは、私が新しい視点でこれらの環境に向き合ったからでしょう。私は意識的に、周囲を新鮮な目で見て、今この瞬間に意識を集中させました。そうするうちに、家族と一緒にこの場所を歩いた平和な時代への懐かしさも相まって、自然とのつながりを取り戻し、癒しを感じられるようになりました。

うつが改善するときと同様に、依存症から脱却する過程でも孤独感や寂しさ、排除された感覚が募るかもしれません。激しく刺激的な恋が終わったときのような強烈な喪失感を覚え、依存症から立ち直ってもすべてが元どおりにはならない、人生に埋められない大きな穴が開いてしまったと感じることでしょう。

でも、それは間違いです。依存対象に傾けていた情熱をすべてウォーキングに注ぎ込んだら、結果はすぐに表れます。

依存症の経験者は物事にのめり込む情熱と決断力を持っていますから、本人がその気になれば、さまざまな成果を上げられる可能性を秘めています。そもそも私たちは皆、生まれつき喜びや報酬を追い求めて、何かにのめり込む性質を有しています。つまり、依存は100％悪いわけではなく、正しい方向に向かって磨きをかければ、極めてポジティブな結果を生み出し得るのです。

依存にも、健全なものと不健全なものがあります。酒とパーティーを断ち切って運動を始めたビクトリアのような例を、私は繰り返し見聞きしてきました。何かにのめり込む性質をうまく活用すれば、その成果は絶大です。

この本で紹介してきたウォーキングのエクササイズはどれも、依存症の人にも活用してもらえるものです。早足で歩いてもいいし、のんびり歩いてもいい。目的を持って歩くのも、直感に従って歩くのもあり。依存対象との決別に成功したら、今度はウォーキングの習慣を通して行動パターンを変え、自然との絆を取り戻すことで回復状態を維持する格好のタイミングです。

とはいえ、依存症に特に効果的なエクササイズも存在します。ここでは「依存症がもたらしたものとともに歩く」と「頂上まで歩く」の2つを紹介しましょう。

エクササイズ

依存症がもたらしたものとともに歩く

このエクササイズは、リハビリ施設での私自身の経験から生まれました。私が訪れたリハビリ施設は、美しい広大な敷地に佇む素敵な建物……ではなく、埃っぽい実用第一の建物で、セラピーの一環としてトイレ掃除をするよう指示されたときには、来る場所を間違えたと本気で思いました。俺みたいな人間がトイレ掃除なんて冗談じゃない、と。そんな私の思い違いを、あるスタッフがすぐに正してくれました。
「周りを見渡してごらんなさい。依存症に打ち勝つために、自分でよかれと思ったことを積み重ねた結果、あなたは今ここにいるのですよ」

そのとおりでした。彼の言葉が心に深く染み入り、忘れられませんでした。自分なりの方法で酒や薬物をやめようとして、うまくいかなかったのだから、ここは黙って「立ち直り方が分からない」と認め、専門家や依存を断ち切った人の言葉に耳を傾けるべきなのです。

それまでの私は、自分のことで頭がいっぱいで、自分の行動がどんな結果をもたらしたのか、ほとんど気にしていませんでした。周囲に及ぼした影響を書き出すよう勧められて試したところ、大切なのに避けてきたものがずらっと並びました。そんな自分の行動の後始末をするべきときが来たのです。

次にウォーキングをする際には、以下の手順を踏んでください。

（1）10分ほど時間を取り、依存症がどんな結果をもたらしてきたかを考えます。

（2）もう十分に苦しんできたのですから、自分を責めないこと。いいことも悪いことも含めて、起きたことすべてを思い浮かべることに集中します。

（3）自宅に帰ったら、ウォーキング中に思い浮かんだ「依存症がもたらした結果」を書き出します。

（4）そのメモを次回のウォーキングに持参しましょう。依存症がもたらしたものについて、どう感じますか。埋め合わせをするためにできることはありますか？　悪影響をプラスの影響に変える方法はありませんか？

このエクササイズから学べることはたくさんあります。私の場合は、自分の依存行動について強く意識し、全体像を把握できるようになりました。そして、自分の行動に全面的に責任を負えるようになりました。

2つ目のエクササイズは、ビクトリアのようにつらい状況下で活路を見出し、挑戦を楽しめる人に、特に効果的です。

エクササイズ　頂上まで歩く

依存行動と決別しようと努力している時期には、慣れ親しんだ「暗黒面」に戻りたいという誘惑に駆られる瞬間が時々訪れます。何かに依存していたときのような「ハイ」な気分になれず、行き詰まりを感じることもあるでしょう。

そんなときは、「自分にはできる。やってみせる！」ではなく「こんなこと、できっこない」という否定的な心の声が大きくなりがち。

そんなつらい時期を乗り越えるには、周囲の支えを得られる前向きな環境に身を置き、忍耐強く過ごす必要があります。また、自分の心の中に、過去のネガティブな思考回路を封じ込められるような前向きな「サポート体制」を用意しておくことも大切です。

「忍耐強く」とは、成功に至るまでに時間がかかっても、根気よく努力し続けるという意味です。そこで、次のウォーキングでは、以下のエクササイズに取り組んでみましょう。

（1）身体能力を測定できそうなルートを選びます。心身ともに厳しい状態にあるときに自分を鼓舞する力と、持久力を測るためです。体が疲れてくると心の中で否定的な対話が始まりがちですが、そんなときは、前向きな思考と前向きな台詞の「脚本」を使って、否定的な言葉を蹴散らしましょう。

（2）ウォーキングを始める前に両手を広げ、次に手のひらで顔を覆います。

（3）シャワーで体を洗うイメージで、体に付着しているマイナスの要素を優しくこすり落とします。次に、取り切れていないと感じる部位（腕、体、脚など）を中心に、残ったネガティブなエネルギーを払いのけましょう。最後に、それでも残っているネガティブなエネルギーを手の中で丸め、放り投げます。その際、ボールを投げる動作も忘れずに。さあ、これでウォーキングの準備が整いました。

（4）どれほど大変なコースでも、全力で取り組んでください。後ろ向きの思考が浮かんできたら、心を落ち着かせ、暗い「脚本」を前向きな内容に書き換えた上で、ウォーキングを再開させます。

（5）このプロセスを繰り返します。

（6）ゴールに到着したら達成感を満喫し、「よくやった！」と本気で自分に声をかけてあげましょう。飲み物や食べ物、あるいは長く厳しいウォーキングの終了の「お祝い」になりそうなものを用意するのもいいでしょう。

エリオット

酒は完全にやめました。友人や家族への素晴らしいプレゼントとなりました。僕にとって酒は重要ではなく、飲まなくても幸せに暮らしています。今も目の前のことに意識を集中させて歩くウォーキングを続けており、ロンドンとニューヨークの公園で長い時間を過ごしています。

大きなトラブルに直面して混乱しているときは、目の前のことに集中して、自分と向き合い、改善していくこと。今の私は自分の声に耳を傾け、警告サインに目を光らせています。

私は眠る前に枕に頭を預けながら、その日一日に感謝し、自分を誇りに感じます。毎朝目覚めては、酒も薬物もなく、誰も傷つけていないことに安心します。アポイントメントがあるときは時間どおりに到着し、誰かが私の存在を認めて笑顔を向けてくれたら、私も同じように返します。誰かが助けを求めていたら手を差し伸べ、うまく説明できませんが、生命のつながりを実感しています。

依存症と決別した人生は、幸福感にあふれ、生産性が高まり、喜びやつながりを感じられる人生、つまり、豊かで実りある素晴らしい人生です。何を差し出されても、この感覚を手放すなんて考えられません。

第10章

自分とのつながり、魂のつながり

「スピリチュアルな道を歩くということは、未知の世界に足を踏み入れ続けるということです」

ウォレス・ヒューイ著『翼を広げて人生を好転させる』より

1章で、ウォーキング・セラピーには核となる3つの要素があり、心身に最大の効果をもたらすには、この3つが調和して機能する必要があるとお話ししました。

●心理面

●身体面
●スピリチュアルな面

以上の3つです。ウォーキング・セラピーの効果の引き出し方について解説してきたこれまでの章で、心理面と身体面についてはほぼカバーできたと思います。残るは、3つの中でもとりわけ複雑で、言葉にするのが難しいスピリチュアルな側面の話です。

誤解のないよう、ここで明言しておきます。私はウォーキング・セラピーのスピリチュアルな効果を信じ、信頼しています。1章で述べたように、自然環境には心を穏やかにし、周囲とのつながりを強めてくれる力があります。もちろん、「魂」の存在は、科学的に証明されてはいませんが、お気に入りの音楽を聴く、大好きな詩を読む、夕日の絶景を眺めるといった小さな経験でも十分に、魂が揺さぶられるような感動を味わうことは可能です。

私の場合、そうした効果をもたらしてくれるのはウォーキングでした。自然の中に身を置くことで、なぜか魂が温かくなり、知識欲や人を愛したいエネルギーが湧いてきます。そして、「帰属意識」が高まり、自分が再びこの世界の一部になれたと感じます。やはり自然は、私たちを包み込み、守ってくれる「万物の母」なのだと感じます。

でも、こうした側面があることが、ウォーキング・セラピーのスピリチュアルな効果を検証しにくくする一因でもあります。つまり、スピリチュアルな話を受け入れがたい人もいるわけです。そういうタイプの人は、オキシトシンやコルチゾール、アドレナリンといったホルモン関係の科学的な話には納得できても、「万物の母」という発想や魂を温めてくれるエネルギーの話は、ニューエイジ運動のようで受け入れがたいのでしょう。

人それぞれ、価値観は異なります。スピリチュアルな要素を積極的に生活に取り入れる人もいれば、さまざまな理由で拒否する人もいます（宗教団体に嫌な思いをさせられた人や、無神論者を自認する人も多いことでしょう）。スピリチュアル系に懐疑的な人に、ウォーキング・セラピーのスピリチュアルな側面を全面的に受け入れるよう説得することが、私の役割ではありません。

ただ、そうした側面を無視することは、ウォーキング・セラピーの重要な要素の1つ——自然の持つ癒し効果を自分の内面に取り込むプロセス——を拒むことになってしまう、とだけは指摘しておきたいと思います。

この点を意識しつつ、スピリチュアルを言い換えた表現である「つながり」についいて考えましょう。個人的には、雨に濡れるのを気にせず歩くときや、顔に風を感じながら歩くときに、自然とのつながりを感じます。また、カフェの屋外席に座って、凍てつく寒さの中でホットチョコレートをすすりながら人間観察をしていると、他の人たちとのつながりを感じます。

皆さんにも、自然の中でこうした感覚を味わう瞬間があるのではないでしょうか。たとえば、鹿や珍しい猛禽類などの動物を見かけたとき、ウォーキングの途中で誰かに会って、相手の笑顔や振る舞いに心が温かくなったとき……。セラピーの世界では「魂が出会う瞬間」と表現したりもしますが、私にとっては「つながり」のほうがしっくりきます。

次の点を常に心に留めてください。ストレスを感じるとき、あなたは目の前の自分に向き合えず、人生のさまざまな側面とのつながりも薄れています。自然の中を歩くことで、ストレスが大幅に軽減し、ありのままの自分と向き合う力が強まり、つながりの感覚が強化されます。

ビバリーも、スピリチュアル系の表現に抵抗を感じるクライアントの一人でした。彼女は私に「ヒッピー」というニックネームをつけ、恋人との間でよくジョークにしていたほど。そこで私たちは「魂が出会う」の概念をビバリーにも受け入れやすくする方法を考え、「つながり」という考え方を編み出しました。おかげで彼女は「自然の中につながりを求める」ことの効果を感じ始め、数週間もすると、カウンセリング開始当初と比べて目に見えて穏やかになり、自分の感情について話せるようにもなりました。

ビバリー

週末に新たに始めたことの1つが、公園でのウォーキングです。考えや気持ちを整理する時間と、安心して考えられる場所を見つけました。

さらにビバリーは、時間がないという理由でやめてしまっていたアートへの関心も取り戻しました。

ビバリー

いつも工作をしています。手を動かすのが好きなので。自分をアーティストだとは思わないけれど、芸術が好きで、夜間のアート講座に申し込みました。油絵のコースで、とても楽しいです。私にとって創作活動はスピリチュアルなもので、創作意欲を刺激してくれます。

一方、仕事のストレスに苦しんでいたカトリーナは、ロンドン市内の広大な公園のすぐそばに暮らしていたのに、園内に足を踏み入れたことさえありませんでした。私たちは、その公園の中で待ち合わせをしました。カトリーナは最初のうちは気分が沈み、心を閉ざした様子でしたが、犬が目の前を楽しそうに横切った途端に顔が輝き、しゃがんで犬を撫で始めました。その瞬間、態度が一変し、彼女の人格に突然の変化が表れたのです。

これは彼女が生き物とのつながりを感じ、それが今まで閉じていた彼女の一部を解き放ったためでしょう。これを機に、カトリーナはそれまでとはまったく違うエネルギーを放つようになりました。

ビバリーやカトリーナをはじめ、ウォーキング・セラピーを行ったクライアントは皆、魂が出会う瞬間、つまり、自然とのつながりを感じる瞬間を経て活力を取り戻し、心を開いて悩みを打ち明けるエネルギーと空間を手に入れました。

実際、誰しも、そうした経験をしたことがあるはずです。美しい景色に感動したり、面白いと思える人に出会ったり……。そうした「瞬間」が訪れると、生命のエネルギーが湧き上がり、過去や未来について思い悩んでいたときにはなかった自分らしさが浮かび上がるケースも多いようです。

では、ここで「アクティブ・リスニング」と名づけた短いエクササイズを行ってみましょう。

エクササイズ

アクティブ・リスニング

次回のウォーキングでは、自然の中で見つけたもの（興味深い景色や動物、鳥、日の出・日の入りなど）を観賞する時間を設けるか、ウォーキングの途中で出合った人と短い会話をしてみてください。その上で、以下の手順に進みます。

（1）自然の鑑賞、または人との会話によって、知覚面にどのような影響がありましたか（温かい／鋭い痛み／寒い／無関心など）。

（2）ポジティブなものであれネガティブなものであれ、強烈な感覚を感じた場合、体のどの部分にそれを感じましたか。

（3）さらに10分ほど歩き、どう感じるか確認しましょう。先ほどの感覚がまだ残っていますか。もしそうなら、記憶が鮮明なうちにウォーキング日記に記録します。そこから何か得たものがあれば、それも書き留めましょう。

このエクササイズの目的は、つながりが生まれる瞬間を認識し、その影響を理解すること。たとえ好ましくない感覚であっても、何かを感じるほうが、何も感じないよりも望ましいと言えます。つながりを感じるとは、生きていると感じること。つながりを持つことで、生きている実感を深めることができます。

私の精神世界の変遷

家族の信仰に関連して、私自身が感じたつながりについてお話ししましょう。私の家族は敬虔なクリスチャンで、特に父はカトリックの教えに心酔していました。父はブロンプトン礼拝堂の音楽監督も務めており、少年時代の私は聖歌隊の一員として週に3回、ミサに出席していました。

でも成長するにつれて、自分の世界が広がっているのに、教会の壁が私を閉じ込めようとしていると感じ、神の存在に疑問を抱くようになりました。結局、教会には通わなくなり、我が道を進みました。ティーンエイジャーの頃は特定の文化や宗派、教義に縛られず、自分なりに信じられるものを見つけようと必死でした。

数年前に父が亡くなったのを機に、私の精神世界の何かが変わりました。父も、母も、兄ももういません。同時に、私の中にあった彼らにつながる要素も消え去ったように感じたのです。父の死を前に、悲しみや怒り、人生から切り離された感覚がまたも湧き上がってきました。痛みを癒すためにウォーキングの力も借りましたが、当時の私にはさらなるきっかけも必要でした。

ある日、ブロンプトン礼拝堂を訪れた私は、しばらくの間静かに座り、父に思いを馳せました。このシンプルな行動が、この教会を愛し、ここで長い時間を過ごした父との精神的なつながりに再び火を灯してくれました。さらに、音楽に情熱を傾けた父の姿や、音楽が家族を1つにまとめ、子供時代の多くの幸せな思い出を作ってくれたという記憶もよみがえりました。いくつもの意味で、音楽は両親が家族に残してくれた別れのギフトだったのです。

今でも、どこかの教会に足を踏み入れるたびに、このつながりを感じ、父とともに過ごした時間を楽しく思い出します。私にとっての教会は、数えきれないほどの思い出を静かに振り返る場所であり、父が残してくれた、ありがたく、決して忘れられない贈り物なのです。

ラジエーター・排水管・消火器タイプ

会った瞬間に縁を感じ、一緒にいると自分を好きになれるような人との出会いは、奇跡のように強力な「魂の出会い」です。彼らの人生の旅は自信に満ちており（もちろん、誰でも問題にぶつかることはあるでしょうが）、基本的に自分に満足しているため、他人の幸せを心から喜べます。

セラピーの分野では、こういうタイプの人を「ラジエーター」と呼びます。エネルギーと情熱を外に向かって放射し、周囲の人にも温かさと生命力を届けるからです。

近くにいてほしい「ラジエーター」タイプと対照的なのが、「排水管」タイプ。皆さんも出会ったことがあると思いますが、周囲の人の活力を奪う、重苦しいエネルギーを持つ人々です。このタイプの人は多大な攻撃性を内に秘め、あらゆる舞台の中心にいたがり、裁く側と被害者の両方を演じます。

3つ目は、他人の幸せに冷や水を浴びせようとする「消火器」タイプです。このタイプの人は、幸せな1日を過ごしたあなたに向かって、自分の1日がいかに最悪だったかを語らずにはいられません。

これ以上は深入りしませんが、この分類を紹介したのは、3つのタイプが存在することを知り、「排水管」と「消火器」タイプの人に接すると、ストレスが高じてスピリチュアルなつながりを見失ってしまいかねないと知っておいてほしいからです。特に、そうした人が日常的に近くにいる場合は、あなたのスピリチュアルなパワーが吸い取られ、自分自身と向き合えなくなります。

もちろん、ウォーキングはパワーの充塡に役立ちますが、長期的に見れば、排水管タイプや消火器タイプの人との関係を見直したり、彼らに働きかけて、あなたと彼らの間にきっちりと境界線を引くことが望ましいでしょう。

消火器タイプと排水管タイプの人は往々にして、自分が他者に与える影響に無自覚です。事実、ほとんどの人は、自分が他者にどんな影響を与えていると「思われているか」を意識していません。人間は言葉だけでなく表情などの非言語コミュニケーションも駆使して、常に相手にシグナルを送っていますが、それを感じ取るかどうかは相手の側にかかっているのです。

勇気のある人は、次のエクササイズに挑戦して、他人の目にあなたがどう映っているかを身近な人に尋ねてみましょう。

エクササイズ

スピリチュアルな洞察を得る

簡単なエクササイズですが、気軽な気持ちで行うのは危険です。このエクササイズを終えると、自分の言動がどのように他者の役に立っているか——あるいは、足を引っ張っているか——を認識できるかもしれません。周囲からどう見られているかを知ることで、自己認識を改め、改善点について考える助けとなるでしょう。

（1）親しい人、信頼できる人に、「もしも私が明日死んだら、私の魂はどんなふうに見えると思うか想像してほしい」と依頼します。彼らの目を通して、あなたはどのように記憶されるでしょうか。

(2) 回答をもらったら、どう感じたかをウォーキング日記に記します。

(3) 自分の行動を変えるべきだと感じた点があれば、書き留めましょう。

マットは妹に依頼して、このエクササイズを試してみました。マットが要望したとおり、妹は歯に衣着せずに答えてくれたようです。彼のウォーキング日記を見てみましょう。

　このエクササイズをするのは怖かった。妹は優しいけれど、裏表のない人だから。妹にこんなことを言われた。
「あなたは鋭くて、とても優しい知的な人。悲惨な物事を見ても平気で、普通と違う奇妙なことが好きで、物事について変わった見方をしようとする。自由に振る舞うのが好きで、信じるもののために必死で戦う力はあるのに、その自由を持てあましてもいる。時々、うつに苦しむ原因の1つは、能力はあるのに、結果を出せていないと分かっているからだと思う。周りの人は、そんな事情を理解して、あなたの判断を信頼してくれている」

妹の言葉がとても役立ったと、マットは話してくれました。

「うつでつらいのに、原因が分からず戸惑うときもありました。妹から思ってもみなかったことを指摘されましたが、気分が落ち込むのは自分自身への不満がたまっているせいだと分かり、原因の解消に取り組めます。周りの人に信頼されていること、自分が信念のために戦える人間だと分かったのは嬉しかった。気分が沈んでいるときは、自分のことなど誰も気にしていないと思いがちだから」

マットはうつのせいで精神的に孤立し、パートナーとの関係がダメになるかもしれないとも感じていました。でも、そんな時期にも光の差す瞬間はあり、妹の言葉はまさに、長い間求めていた安心感をもたらしてくれたのです。誰の人生にも、優しく肩を抱かれ、「大丈夫」と言ってもらえるだけで救われる瞬間があるものです。

マットが経験した精神的な変化は、小さいながらも重要な変化でした。うつは人間の「影の側面」と思われがちですが、彼はうつと自分の間につながりを感じ、ウォーキングを続けながら、病気への理解を深めていきました。おかげで、彼は本来の自分らしさを取り戻し、いずれは自分の居場所だと思える場を見つけたいと願っています。

誰でも「ここなら、暖かくて平穏で安全だ」と感じる瞬間を経験したことがあると思います。次にそういう感覚を感じたら、その瞬間を味わいつつ、この章の最初のエクササイズのように、ウォーキング日記に詳しく記録しておきましょう。

「影」の自分

先ほど、マットはうつという「影の側面」と向き合い、理解を深めていったとお話ししました。皆さんもお気づきのように、人は合理的な思考では説明できないものにも影響を受けています。また、人格にはさまざまな側面があり、普段は見えない側面にアプローチすることで、自分自身についてより深く理解できるものです。

「影の側面」は直視するのがつらい場合もありますが、往々にして、自分に関する厄介で心配な実像を浮き彫りにしてくれます。そんな影の側面を無視し、否定し、目に入らないようにしてしまったら、正しく扱えば極めて有益な人格の一部を手放すことになってしまいます。

たとえば、私の人格には、夜を愛し、未知の世界を探索するのが大好きな、ワイルドで暗い一面があります。そうは言っても、社会人としての立場もあり、夜な夜な野外をうろつくわけにはいきませんが、そんなときはもう一人の私を表す「影の動物」になったつもりで空想を楽しみます。私にとっての影の動物とは、もちろん狼です。

若かった頃、私は自分が狼になった夢を繰り返し見ていました。当時は深く考えませんでしたが、年月を経てある日突然、狼が潜在意識下の自分の原型、つまり私の影の側面であり、影の動物だと思い至りました。

さらに狼は、親しい人々に誠実でありながら、自立もしたいと願う自分の象徴だとも感じました。家族や友人に誠実に接することが最優先ですが、一方でときには群れを離れて一人で野生の世界を探索したい——それが、私を構成する重要な要素であり、狼は私のそんな精神性や直感、誠実さと本質的な部分で深くつながっているようです。

実際、日々の行動パターンのさまざまな側面に、私の「狼らしさ」が表れています。たとえば毎日、自然の中を歩かずにはいられないこと。屋外に出ないと、「うろつきたい」という欲求を拒み、抑えつけている気がしてストレスが高まります。夜になると、屋外に出て夜空を見上げたくなり、星を眺めていると心の底から安心感を覚えます。

　また、常に戦略的に思考している点も、狼と共通しています。屋外では周囲の状況にアンテナを張りめぐらせ、どんなときも潜在的な危険を見極めようとしています。興味深いことに、狼について意識しているときほど、感覚が研ぎ澄まされている気がします。社会や環境の規範に合わせて自分の欲求の一部を封じ込めるのは合理的な行動ですが、次のエクササイズ「影の動物とともに歩く」では、あなたの中にある原始的でスピリチュアルな素の部分を呼び覚ましてみましょう。

エクササイズ

影の動物とともに歩く

●次回のウォーキングの際に、もしも突然、動物に変身するとしたら、何になると思うか考えてみましょう。なぜその動物を選んだのでしょうか。その動物のどんな部分が好きですか。周囲の人はその動物にどんな反応を示すと思いますか。その動物の基本的欲求とはどんなものですか。どんな環境を好み、どんな環境だと生き延びやすいですか。あなたの職場と自宅にその動物がいたとしたら、どんなふうに振る舞うでしょうか。

●ウォーキングをしながら、影の動物の視点で自然を観察し、その動物の魂や直感、パワーを自分に取り込みましょう。その動物は狩りをしながら辺りを探索していますか。それとも、楽しそうに野原を歩き回っている／遠い先を見据えている／多くのものに出会い、注意深く観察しているでしょうか。

●ウォーキングを終えたら、影の動物になりきってみて直感的に心に浮かんだことを書き留めます。その動物はどんなメッセージを残してくれましたか。その動物のどんな性質に自分とのつながりを感じましたか。

●つながりを感じた性質の中で、自分のプライベートや仕事の世界に取り込みたいものはありますか。今回新たに気づいた性質を取り入れることで、あなたの人生にどんな影響があるでしょうか。この未来予想図についてどう感じるか、時間を取って考えましょう。

マットとこのエクササイズに取り組んだ際に、自分の影の動物は何だと思うか尋ねると、マットは笑いながら言いました。「言っていいのかな。多分、予想を裏切ると思うのですが……」

さらに促すと、マットはこう答えました。「では言いましょう。ロバです」

彼の素敵な選択に、私は思わず笑顔がこぼれました。「素晴らしい。確かにあまり聞かない答えですね。なぜそうなのか考えてみましょう」

マットは、子供の頃からロバが好きだった話をしてくれました。

「海辺でロバに乗るのが好きでした。たくさんの子供が背中に群がっても、常に我慢強くて。いつも『訳知り顔』で、世間で言われるような愚鈍で受け身な動物ではないと思います」

彼はロバとのつながりを深く振り返り、ウォーキング日記に記しました。

僕がロバを好きなのは、ロバが強くて堅実で、文句も言わずに重い荷物を運んでくれるから。バカな相手には容赦しないが（怒ったときの後ろ蹴りは怖い）、普段は穏やかな動物だ。

「影の動物」に選んだロバと自分の共通点は、背中が大きいところ。僕もたくさんの荷物を「背負って」いる。聞き上手と思われていて、人から悩みを打ち明けられることがとても多い。だから自分で背負い込み過ぎるのかな。これ以上は背負えないという境界線を引くべき？　多分そうだと思う。

ロバの頑固なところも尊敬している。仕事は最後までやり遂げるが、本当に嫌なときはテコでも動かない。僕もそういう性格が役立つときもあるが、イエスと答えれば可能性が開けたかもしれない場面で、頑なにノーと言ってしまうこともある。やはり、自分が快適なところで、きちんと境界線を引くことが大事だ。

マットの洞察はロバのいい面と悪い面の両方を自分に重ね合わせており、とても興味深いと思います。彼はロバのような強さと忍耐力を評価している一方、過剰な負担を抱え込んでしまいがちな場面で境界線を引く必要があるとも理解しています。

つながりとコミュニティ

スピリチュアルなものに目覚めたきっかけは教会だったというエピソードをお話ししました。私は子供ながらに、スピリチュアルな目的で人が集まってコミュニティ（私の場合は教会の集まり）が生まれ、ただ何となく時間が過ぎるのとは違うレベルで互いにつながることの力を認識していました。ずっと後になって、アルコール依存症のサポート団体「アルコホーリクス・アノニマス」の会合に参加したときも、仲間の助けと支えに気づけば、人と一緒に過ごす時間が多大な恩恵をもたらしてくれると実感しました。

ミュージシャンとしても、時間を超え、多くの人を深い根源的なレベルで結びつける音楽の力を目の当たりにしてきました。私たちは皆、子宮の中で母親の心臓の音がリズミカルに刻まれるのを聞いて育ちました。音楽全般、とりわけドラムのリズムが深いところで人間同士を結びつけるのも、そのためだろうと思います。

ウォーキングにも、そんなリズムがあります。足元の落ち葉を踏みながら歩くときの「バリ、バリ」という音、時々、水たまりで何かが跳ねる音、海岸線を歩きながら、寄せては返す波の音と足音がシンクロするとき……。

崇高な力

すべてを分け合って暮らしていた太古の昔の部族のようなコミュニティを想像してみましょう。全員が経験や知恵を共有し、見返りに互いの愛情と支えを得ています。現代のような超工業化社会でそうしたコミュニティを作るのは至難の業ですが、もし実現できれば、さまざまなタイプの人と心を通わせられます。その重要性はいくら強調しても、し過ぎることはありません。

瞑想しながら黙って歩くウォーキンググループに参加するもよし、おしゃべり好きな友人たちと犬連れで歩き、最後にパブに立ち寄るのもよし。いずれにしても、こうしたつながりを持つことで、スピリチュアルな意味での自己理解が深まり、「崇高な力」とでも言うべきものとの関わりについても理解が進むことでしょう。

「崇高な力」とは、宗教で言うところの神のことかもしれませんし、夜空の星や風、波、山、木々、野生動物など、人間よりずっと大きな何かを指すと考える人もいます。さらには、自然界のものでもなく、人間の「上」にあるわけでもない何かをイメージする人もいるでしょう。

たとえば、第2次大戦中に幼少期を過ごし、空襲を生き延びた記憶——知らずに済めば幸いだが、多くの学びをもたらしてくれる経験の記憶——を持つ高齢の隣人に、崇高な力を感じることだってあり得るわけです。

ジェリーはウォーキング・セラピーによって予想外の面白い経験に出合い、スピリチュアルな目覚めを経験しました。ロンドンの自宅近郊を歩き、さまざまな観察をしたことで心の平穏を手に入れた彼の回想を見てみましょう。

ジェリー

ゆっくりとしたペースで歩くと、それまで見えなかったものに気づきます。家の近所で、昨日までなかったはずのものが目に入るのです。

僕が初めて気づいたのは、教会が至る所にあること。なぜ今まで知らなかったのか不思議ですが、多分僕の人生に関係なかったからでしょう。

通勤途中に教会を訪ね歩き、ときには信者席に座って深呼吸をしました。すると驚いたことに宗教への興味が湧いてきて、今では毎週日曜日に地元の教区教会に礼拝に通っています。当たり前に聞こえるでしょうが――実際、宗教に携わってきた人には言わずもがなでしょうが――、崇高な力について深く考えるよう促してくれる場所が街の中にたくさんあることは、僕にとって大きな発見でした。

長年、集中して瞑想できる場所を自宅内で必死に作っていたことを思い出し、思わず笑ってしまいました。自宅での瞑想もよかったけれど、こんなふうに安全で温かくて神聖な場所を近所で見つけられるなんて素晴らしいことです。

お金持ちも貧しい人も、すべての人が安らげる場所。ウォーキングの途中で教会に出合ったことで、僕は古くから存在するこうした場所は、過去に戻るためではなく、時間を超えて永遠の存在につながるためにあるのだ、と気づきました。

どこを歩くにしても、私たちは潜在意識のレベルで、かつてその場所にいた誰かの残した足跡を感じ取っています。その足跡は、1時間前に通りかかった人のものかもしれませんし、1万年前の祖先のものかもしれません。そう考えるとなおさら、ジェリーが感じた「永遠の存在」と時間の概念が興味深く感じられます。

想像力を働かせて先人の存在に思いを馳せる行為は、過去と現在を結びつける強力な手段です。ウォーキングをしながら、私たちは先人——希望、恐怖、動揺、苦しみ、喜び、絶望、高揚感、その他ありとあらゆる感情にあふれた日常を生きた人々——とともに歩を進めています。

置かれた環境は異なっても、人間は何千年も前から数多くの浮き沈みを繰り返しており、すべてが変わったと同時に、何も変わっていないとも言えるのです。「自分のような苦しみを抱えている人はいない、自分は孤独だ」と感じている人にとっては、そんな先人との共通性を知ることが大きな慰めになるのではないでしょうか。

物語のある道

私たちは過去に囲まれて生きており、文字どおり、「足元」に過去がある場合も少なくありません。最近は古代ローマ時代の街道を歩いたり、大聖堂のある街をつなぐ巡礼路を旅したり、墓地までの「埋葬ルート」をたどって荒野を歩いたりするアクティビティが人気です。

私もロンドン市内に残る、時間が止まったような手つかずの古い町並みを散策しながら、過去にタイムトリップした気分で100年以上前の暮らしを想像してワクワクすることがあります。また、ある友人は廃線になった線路――乗客を目的地まで運ぶために、人間の知恵と自然が一体になって作り上げた結晶――を歩くのが好きだそうです。

エクササイズ

過去に戻って歩く

このエクササイズには少々、準備が必要ですが、まずは直感的につながりを感じる道、または興味を引かれるルートを選んでください。

●歩き始める前に、そのルートについて調べましょう。誰がどのくらいの期間、そのエリアに住んでいた？　その人たちについて知っていることはある？

●ウォーキングをしながら、先人が暮らしていた時代の場面を想い浮かべましょう。彼らは何を怖れ、どんな希望を抱いていたのでしょう？

●可能であれば、ゆっくり、意識を集中させて歩きながら、その場所が発するエネルギーを感じ取りましょう。

●視覚、聴覚、嗅覚などを通じて感じたことを書き留めます。先人の息吹を感じる瞬間がありましたか。もしあれば、どんな気分がしましたか。

●ウォーキングの締めくくりとして静かに過ごす時間を取り、先人の経験から得られる知恵や、彼らがあなたと共有してくれたものに感謝しましょう。

スピリチュアリティ、あるいはつながりに目覚めるとは、要するに、理解と経験を通じて人生を深め、知性を獲得すること。そんな目覚めをどこで体験するか——荘厳な中世の大聖堂か、古い歴史をもつ町の曲がりくねった石畳の道か、寂れた古代ローマ時代の街道か——は大した問題ではありません。私たちは、自分が全体の一部であり、全体は自分の一部でもある、という感覚を探しているのです。

世界とのつながりをしっかりと感じるには、ペースを落とし、危険を承知で冒険に出る必要があります。目を見開けば、この世界のさまざまな側面とのつながりに気づけるものですが、猛スピードで前進するだけでは、自分自身とも他者ともつながれないまま人生が過ぎ去ってしまいます。

周囲とのつながりに目覚められるか否かは、あなたの選択次第。あとは自分にゴーサインを出すだけでいいのです。

第11章

心と体と魂のメンテナンス

「挑戦して失敗した？　気にするな。もう一度挑戦し、前よりもうまく失敗すればいい」

サミュエル・ベケット（アイルランド出身の小説家・劇作家）

この本も最終盤に差しかかり、いよいよ皆さんの手を放し、幸せで健康的な人生への道を進む後ろ姿を見送るときが迫ってきました。ここまでお伝えしてきたアドバイスに沿っていれば、すでにずいぶん先まで歩を進めていることでしょう。この先の旅でも、探し求めてきた恩恵を得られるよう願っています。

そこで問われるのが、ウォーキングを今後も継続し、すでに手に入れた成果を維持する努力を続ける決意があるか、ということです。心の中の狼（または、あなたが選んだ野生動物）とともにウォーキングを続け、今後の人生全般に渡ってあなたを守り、育て、導いてくれるであろう自然とのつながりをこれからも守っていけるでしょうか。

答えはイエス、ですよね？　そうであることを祈っています。でも喜ぶ前に、ここで現実を確認しておきましょう。当初の成功を続けるのは簡単ではありませんから。

ここまでの旅で、人はさまざまな理由をつけて、自分のために時間を取るのを躊躇するという事実を見てきました。皆さんも自分の経験に照らし合わせて、同意してくれることでしょう。後回しにしてきた自分のための時間と空間を毎週のように確保しようと思ったら、相当の緊張感と強い意思、自制心が必要です。

なぜでしょうか。それは、人生には自分の境界線を明け渡すよう強く迫られる場面が多々あるからです。「いいえ、無理です」と拒否したいのに、「はい、分かりました」と答えるよう圧力を受けることもあれば、「こうすべきだ」「しなければいけない」という心の声に負けそうになるときもあるでしょう。他のことで頭がいっぱいで、「今日は歩きたくない」と思う日もあれば、ウォーキングをしたのに何も得られなかったと感じる日もあるでしょう。

予定を書き入れることの意味

この本を執筆しながら、私は個人の境界線を引くことの重要性を何度も痛感しました。スケジュール帳に予定を書き入れる作業は、まさに個人の境界線を引く行為です。自分のために時間を確保することに罪悪感を持つ必要は皆無。そうした圧力をかけてくる人がいたら、その人との関係を見直すか、完全に縁を切るべきです。

自分のための時間を守るという決意を貫き通す後押しとして、ぜひ予定を記録しましょう。紙のスケジュール帳、またはオンライン上のカレンダーに予定を書き込むという行為は、自分と周囲に対して「この日のこの時間は先約あり」と明言する行為に他なりません。そうすることで、自分との約束を確定させ、また、きちんと一線を引く人として周囲から尊重されるようになります。これは世の中すべてが高速化し、時間の奪い合いが激しさを増す現代においては必須のスキルです。

身の回りに引く境界線は、安全確保のための防御線です。人間は安全だと感じているときには穏やかに過ごせます。動物も同じで、リラックスして過ごせるのは、脅威や危険のない安全な環境だと分かっているときだけです。

私の場合は、境界線が消えると打ちのめされた気分になり、頭が混乱します。そして、おかしな判断をしてはストレスをため、自分らしさを見失ってしまいます。境界線は私の日常に状況のコントロールと秩序をもたらしてくれる存在で、それを守るには、予定を記録することが不可欠です。

しっかり準備をして、予定を書き込む習慣を守ってください。まずは、スケジュール帳に毎日1時間、自分の時間を確保しましょう。難しい気がするかもしれませんが、実はそうでもありません。とにかく、やってみること。自分と向き合う時間を毎日確保できるようになれば、短期間で大きな変化が表れます。

エリオット

境界線を引き、状況のコントロールや責任ある判断を他の人に委ねて、出しゃばらないこと。これが回復のカギとなり、経験したことのない穏やかな日々が訪れました。皮肉なことに、「世界を動かしていた」頃よりもずっと、自分が男らしくなった気がします。

正直さと品位

継続するために重要なのが「正直になること」。バランスの取れた幸せな人生に向けて必要なものを明確にしようと思ったら、まずは正直になることが必要です。たとえば、スケジュール帳に予定を書き入れるなどの形で境界線を明示できれば、それはあなたの正直さを目に見える形で示すことになります。

何かをしない言い訳を探すのは簡単ですが、言い訳と正直さは両立しません。この本のテーマはありのままの自分を探す旅であり、正直さはその旅の重要な要素。素直な気持ちで自分に向き合えば、自ずと言い訳は減り、ストレスや妥協、恐怖心に負けて失っていた、自分の核となる価値観を再発見できるでしょう。

正直になって本当の自分を探す過程では、答え以上に多くの疑問が湧いてくるもの。この本が推奨するエクササイズを継続する過程でも、必然的に過去の生き方と向き合い、本来の自分との整合性を自問自答することになるでしょう。

ご存じのように、ストレスや試練の多くは、一日の大半の時間を過ごす職場絡みで生じています。もしも今の職場が本来の自分の姿と相容れないと気づいたら、転職を考えるか、少なくとも、過重な負担を背負わないよう境界線を引く必要があります。

複数のタスクを同時に引き受けるのをやめて、1つに集中するのも、境界線を引く行為の1つ。「人生をシンプルに」を合言葉に掲げ、それが受け入れられない環境であれば、環境を変えることを考えるタイミングです。

この本に登場した私のクライアントたちは皆、職場から受けるダメージに気づき、仕事を変えるか、確固たる境界線を引く行動を起こしました。彼らにできたのですから、あなたにもきっとできるはずです。

ここまで読んで、「口で言うのは簡単。私みたいに多忙でもないくせに」と思った人もいるでしょう。でも、よく考えてみてください。私自身もフルタイムで働き、この本の執筆時点での2人の乳幼児の父親として手一杯の毎日ですが、それでも活動的な日々を過ごし、皆さんにアドバイスを送っています。忙しいのは、あなただけではありません。

手を差し伸べる

自分の心の奥深くに手を差し伸べるだけでなく、他人に手を差し伸べることにも大きな意味があります。前の章で、人間は皆、愛や支援を与え合えるコミュニティを必要としているという話をしました。人生は山あり谷ありで、変化を乗り切るに当たっては、それまでに培った助け合いのネットワークが大きな支えとなります。

私は一匹狼ですが、道を逸れたときに正しい道に引き戻してくれたのは周囲の人たちでした。一人で過ごす時間が好きなのと同じくらい、周囲の人が共感してくれたおかげで今があると感謝もしています。そういう意味でも、他人に手を差し伸べ、自分とは違う世界や違う人生、違う価値観とつながることが必要なのです。

私の心の目に映るのは、激しい嵐や打ち寄せる波にも負けずに岸壁に佇む灯台の姿です。他の誰かのためにスイッチを操作して光を灯す人がいなければ、灯台は何の役にも立たず、船を危険にさらすだけ。

一方、灯台の守り手が職責を果たし、光を灯し続ければ、コミュニティ全体にとって有益な存在となります。私たちも灯台の守り手のように周囲に光を届け、難破しそうな船に手を差し伸べられる存在になりたいものです。

そのために、「自分はどんな方法で他の人々の役に立てるだろうか」と自問してみましょう。人の役に立ちながら、同時に自分への自信を深め、人生を生き抜くスキルを高め、本当の自分を探す旅を後押ししてくれる行動とはどんなものでしょうか。この本で説明したようなウォーキング・セラピーの効果を享受するのは素晴らしいことですが、自分の得たものを他の人に返せるようになって初めて、本当の意味で人生の目的と前向きな生き方を見つけたと言えるのです。

人に何かを与える行動は各々の心に温かい気持ちを呼び覚まし、つらいときに自分と周囲の人を優しく支える糧となります。また、それまで「自分とは別の種類の人間だ」と思っていた人にも心を開けるようになります。私たちは接点のなさそうな世界の人を切り捨てがちですが、彼らは必死で助けを求めているかもしれません。

もしもその声に応えることができれば、それはあなた自身にとっても、助けを求めている人にとっても素晴らしい行動です。もしかしたら、その人こそがあなたの人生を好転させるカギを握る人物かもしれない……助けを求める声に応えない限り、真実は見えません。

エクササイズ

ウォーキングと基本的な「聞く」技術

皆さんはウォーキングを通じて、自分の心の声を聞く方法を身につけてきました。今度は、誰かと一緒に歩きながら、または誰かに助けやアドバイスを求められた場面で、相手の声に耳を貸す練習をしてみましょう（私の成功の秘訣を包み隠さずお教えします）。

●**共感と同情の違いを知ること**　「同情する」とは、相手の問題を外から眺め、悲しみや憐れみを覚えること。一方、「共感する」とは相手の中に主観的に入り込み、相手の抱える問題を内側から理解する行為です。どちらのほうが役立つと思いますか。

●**相手を評価しない**　そのためには客観的になることが求められます。自分の好き嫌いや偏見、政治的な要素などを持ち込まず、その人個人に起きていることに耳を傾けましょう。自分の経験に基づいた考えを押しつけてはいけません。

●**目の前の相手に集中する**　単に自分が話す順番を待つのではなく、相手の言うことに本気で耳を傾けましょう。

●**忍耐強く聞く**　相手が話しているときに急かすと、口を閉ざしてしまいがちです。言葉が出てくるのを待ちましょう。

●相手を救ったり、問題を解決しようと考えない　早急な解決策に誘導しようとすると、かえって時間がかかる恐れもあり逆効果です。時間をかけて事態を進展させましょう。

●要約する　繰り返しますが、問題を解決しようとしてはいけません。代わりに、相手が話した内容についてよく考え、話を要約してあげることで同じ認識を共有できます。

セラピストは通常、自分の人生の物語や悩みをクライアントに明かさないものです。でも私はそうした古びたルールに縛られず、この本で行ってきたように、必要に応じて自身の経験をクライアントと共有しています。何でも共有するわけではありませんが、クライアントの悩みと重なる点について触れたり、自分がどこで道を踏み外し、どうやって戻ったかという話も伝えています。私たちは皆――セラピストであっても――普通の人間なのですから。

セルフケア――心と体の燃料

機械と同じく、人間の体も効率よく動き続けるには、適切な種類と量の燃料、それも高品質のものが必要です。私も個人トレーナーからよく、「ジョナサン、自分の機械にちゃんと栄養をあげなきゃ」と言われます。

私は美味しい食べ物が好きで、料理も好きですが、ウォーキングの最中に血糖値が急激に下がり、それが心と体に影響を与える（気を失いそうになるなど）ことがありました。そんな経験から食べ物がメンタルヘルスに与える影響に関心を持ち、栄養セラピストで催眠療法士のニコラ・シャブルックに食生活の改善について相談しました。彼女から教わったことの概要をお伝えしましょう（詳細は彼女のウェブサイトwww.urbanwellness.co.ukをご参照ください）。

ニコラによれば、糖質の多い食べ物を摂取すると血糖値が一気に跳ね上がり、その後、血糖値が下がるとエネルギーも気分も急激に低下するそうです。私にも、アルコール（糖質が多く含まれている）を摂取した翌朝に、そんな感覚を味わった記憶があります。仕事の後にワインを数杯飲んだ程度でも、朝方3時頃に血糖値がぐっと下がる影響で目が覚めてしまい、睡眠のリズムが狂うのです。

ニコラはこうした状況を、糖質の「ローラーコースター」と呼んでいます。当初は「ハイ」になりますが、しばらくすると怒りや憂うつな気分が募り、過剰な反応をしたり、ストレスを感じやすくなったりしがちです。言い換えれば、糖質を多く摂取するほどストレスも高まり、夜間の十分な睡眠が妨げられ、翌日の活動に支障をきたすのです。また、糖質の過剰摂取は、気分の浮き沈みや社会的行動に影響する「幸福ホルモン」であるセロトニンの分泌量を著しく低下させます。

運動をする際にも、血糖値のバランスは重要な役割を果たします。ウォーキング中に（それ以外の時間も）目の前のことに集中するには、正しい食事が不可欠です。また、血糖値を正常に保ち、気分を安定させる点でも、正しい食生活は重要な役割を果たします。第一のエネルギー源である炭水化物をただ減らせばいい、という話ではなく、炭水化物と並ぶ三大栄養素であるタンパク質と脂質を組み合わせて、正しい方法で炭水化物を摂取することが大切です。

以下は、ウォーキングの最中及びその前後に心身を活性化するための、食事と睡眠に関するアドバイスです。

食事

良質のタンパク質は、肉や魚、卵、脂肪分の高い牛乳などの動物性タンパク質に加えて、ナッツ類、えんどう豆やレンズ豆、その他の豆類、豆腐などの植物性タンパク質からも摂取できます。また、良質の脂質はオリーブオイルやアボカド、ナッツ類、ココナッツのオイルやバターの他、脂ののったサーモンやサバ、カタクチイワシ、イワシなどにも含まれます。

これらの魚に加えてチアシードやアマニ油、くるみには「オメガ3脂肪酸」が含まれており、メンタルヘルスを健全に保ち、うつや不安、ＰＴＳＤ（心的外傷後ストレス障害）、双極性障害などを予防する効果があります。

炭水化物については、食物繊維の多いもの——野菜やフルーツ（フルーツジュースは不可）、オーツ麦、キノア（キヌア）、玄米、レンズ豆、豆類、ジャガイモまたはサツマイモ（できれば皮つき）、根菜類——をお勧めします。

水

食事と並んで「水」も気分や活力、ストレスを大きく左右する要因です。人間は何も食べなくても何週間も生きられますが、水がなければわずか数日で命を落とします。にもかかわらず、大半の人は十分な水分を摂取できていません。食品と同様に、脱水症状もコルチゾールの分泌量を劇的に増加させ、心身の状態を悪化させる要因とみられています。さらに、カフェインの過剰摂取やアルコール、薬物使用も症状を悪化させます。

1日に必要な水分摂取量については議論の分かれるところですが、まずは1日に1・5リットル程度を目安としましょう（甘い飲み物や、紅茶やコーヒーによる水分摂取は含みません）。ウォーキングなどの運動の際にも、活力を維持し、怪我や痙攣(けいれん)を防ぐために水分補給は不可欠です。

ウォーキング中には自然に水分が失われるため、以下の指示に従って十分に水分を取ってください。

- 歩き始める前に0・5リットルほどの水を飲みます。そうすることで、体に必要な水分を取り込み、不要な水分を出発前のトイレで排出できます。
- カフェイン摂取量の上限を決めてください。カフェインを取ると、ウォーキング中に喉が渇いたり、トイレが近くなったりします。
- 脱水症状を起こさないよう、ウォーキングの途中で適時、水分を補給します。
- 歩き終わったら、また0・5リットルの水を飲みます。汗と一緒に排出された塩分を補うために、おやつや食事で塩分を多めに摂取しましょう。

睡眠

疲れているときに十分な休息を取れないと、心も体もうまく働かなくなり、無力感を感じがちです。不安や気持ちの高ぶりといったストレス反応は、何らかの対処が必要だという体からの警告です。よりよい睡眠を取るためのコツを紹介しましょう。

●1日を通して適切な種類と量のタンパク質を摂取します。たとえば牛乳や乳製品には、質のよい睡眠をもたらすトリプトファン（必須アミノ酸の1つ）が含まれています。
●砂糖の摂取量を減らすと、コルチゾール分泌量が減少し、睡眠の質の改善につながります。
●アドレナリンとコルチゾールの分泌が過剰にならないよう、休憩時間を十分に確保します。そうすることで夜間の心身のストレスが大きく低下します。
●夕方以降のカフェインとアルコールの摂取を控えましょう。
●IT機器の電源を切りましょう。寝る前に明るい画面を見ていると、寝る時間であることを体に伝える「睡眠ホルモン」のメラトニンが分泌されにくくなります。

こうしたアドバイスを実践することで、ウォーキング・セラピーの効果をさらに高めることが可能になります。実際、私には効果絶大でした。睡眠の質が劇的に改善したおかげで、毎朝元気いっぱいに目覚め、日々のウォーキングの途中で血糖値が急激に下がることもなくなりました。

集中力が劇的に高まり、一日中、目の前のことに集中しやすくもなりました。また、理由は分かりませんが、視力も改善し、何よりも自分の体という「機械」が以前よりずっと快調に動くのが分かります。皆さんにぜひ、この効果を体験してみてほしいと思います。

最後に一言。失敗に寛容になりましょう。歩きたくないときもあれば、やる気が起きず、ただ座っているだけの日もあります。体に悪いと知りながら、ワインやタバコに手を出すこともあるでしょう。ノーと言いたいのにイエスと言ってしまうときもあれば、境界線を曖昧にしてしまって後悔することもあるでしょう。

でも、心配は無用。誰だって同じです。この世に万能な人間など存在しません。もしも自分を万能だと思う人がいたら、自己認識を改めるべきでしょう。

人間は誰しもミスを犯します。私もかつて酒に溺れ、道に迷い、生きる目的を見失いました。でも自分を責めたり、恥じたりはしていません。代わりに、私は自分に正直になり、失敗から多くのことを学びました。

粘り強く努力を重ね、立ち直る力こそ人生のカギを握ります。狼は狩りで獲物を捕まえ損ねても、落ち込んだりしません。空腹で一晩を過ごしたら、翌日は気を取り直して、また獲物に向かっていくのです。

旅の最後に

いよいよ、ウォーキングの旅も終わりを迎えました。皆さんには今後も歩み続けてほしいと願いますが、その道は障害物のない、なだらかでまっすぐな道とは限りません。人生は山あり谷あり。あなたが歩く道も、デコボコの穴だらけで、曲がりくねり、ときには行き止まりのこともあるでしょう。どこにたどり着くかは予測できませんし、期待していた場所とは違うこともあり得ますが、旅を通して得た教訓は何物にも代えがたい宝です。

率直に言って、自己啓発書の市場は巨大です。理由は、ある方法を試してうまくいかなかったからといって、別の方法に次々に手を出す人が多いから。何十冊、何百冊もの自己啓発本を読み漁ったのに、相変わらず「なぜこんなにつらいのだろう」と自問する人が後を絶ちません。

私の書籍を読みさえすれば、すべてがうまく回る、と言うつもりはありません。でも、もしあなたが、自己啓発本をハシゴした上で、いまだに同じ悩みに苦しんでいるのなら、どう変わりたいのか、そのための覚悟はあるのかと、自分に厳しく問いかけださい。

るべきです。99・9%の自己啓発本が書かないことを、ここではっきりと言わせてください。

この本の流れに沿ってウォーキング・セラピーに真剣に取り組んだのなら、素晴らしいことです。もし、そうでないのなら、なぜ取り組まなかったのか理由を明らかにした上で、最初のページに戻り、次こそは……真剣に取り組んでください。

人のせいにするのはもうやめて、自分の行動に責任を負うべきです。厳しい言い方になりますが、あなたは経済的なコストを払ってこの本を購入し、ここまで読み進めたのですから、自分勝手になって、セルフケアに徹しましょう。

今後起きることの責任の所在はすべて、あなたに、あなただけにあります。その責任を果たせないというなら、何も変えられず、他人が勝手に境界線を踏み越えるのを指をくわえて見ているしかありません。

「今は変化を起こすタイミングじゃない」と思っている人も、もう一度考え直してください。今こそが、そのタイミング。勇気を持って人生の前向きな選択をし、居心地のいい場所から離れてみましょう。本気で望めば、なんだってできるはずです。

自分の弱さと向き合い、本心を口にするには度胸が必要です。その本心に従って行動し、人生を変えるような変化を起こすのにも、大きな勇気が求められます。慣れ親しんだ環境から離れるには大胆な行動が必要ですが、自信を持って挑めば、あなたをその場に押しとどめていた人々から離れ、誰にも（自分自身にも）許可を得ることなく行動を起こせるようになります。

それでも、もし誰かの「許可」がほしいと言うなら、私が今ここで、あなたに「許可」を出しましょう。最も深刻な心の傷が生じるのは、他人ではなく自分自身に見殺しにされたとき――この言葉を忘れないでください。

行動には責任が伴いますから、自分の言動に責任を持ち、自分の判断に基づいて行動しましょう。道中でトラブルや困難に出合っても、分かれ道にぶつかっても、人のせいにしないこと。あなた自身の道なのですから、その旅の責任はすべてあなたにあります。

そして、考え過ぎないこと。誰かの言葉にあるように「まずは動け。理解するのは後でいい」のです。

ここでもう一度、ウォーキング・セラピーの核となる3つの側面の効果をおさらいしましょう。

●心理面　ウォーキングによって心が解きほぐされ、感情を整理しやすくなる

●身体面　血圧が下がり、体重が減少するなど、健康状態を良好に保てる
●スピリチュアルな面　心の平穏や、つながっているという感覚、自然に育てられ、守られている感覚を得られる

定期的なウォーキングは、人生を変えるのに必要な勇気や自信、責任感を育む後押しもしてくれます。ですから、気分が落ち込む、ストレスが募る、悲しみが消えない、何かに依存してしまう……といった場合の私からのアドバイスはシンプルです。この本の冒頭で述べたように、野外に繰り出してウォーキングをし、変化に目を向けること。

こんな単純な行動にも不安を覚える人はいるでしょうが、怖いのは誰でも一緒。そんなときは友人やパートナーをはじめ、あなたに点数をつけることなく無条件で支えてくれる誰かと、その恐怖心を分かち合えばいいのです。ちょうど自然が、言葉に頼らないスピリチュアルな方法で、私たちを支えてくれるように。

恐怖心が募ると身動きが取れなくなる一方、恐怖心には五感を研ぎ澄ましてくれる力もあります。恐怖心を持たない狼は、自然界で長くは生き延びられないでしょう。ただ、多少の恐怖心は悪いものではありませんが、あなたを飲み込んでしまうほどの

巨大な波にしないよう注意が必要。つまり、恐怖心という波を上手に乗りこなし、人生を前に進めるためにその波を活用するコツを身につけるべきです。

この本で紹介したクライアントも皆、過去のある時点では、そして今でもときには恐怖心に駆られます。恐怖心を理解し、コントロールするには、尻込みせずに何でも自分で経験するしかありません。クライアントたちが頑張れたのは、恐怖やストレス、うつのトンネルの先のどこかに、一筋の光があると知っていたから。彼らが手にした新しい人生は、長い暗闇を潜り抜ける旅をしてでも手に入れる価値があったのです。

- 医療従事者のビバリーは燃え尽きてしまった原因を理解し、明確な境界線を引けるようになった
- かつて「頼れる男」だったエリオットは、自分を限界まで追い込まないすべを身につけ、幸せで健康的な生活を手に入れた
- フランシスは親友アンの死を受け入れ、彼女の知性をいつも心に留めている
- ジェリーは毎日ウォーキングを続け、「教会」を入り口に自身のスピリチュアルな側面を探求している
- 仕事人間だったカトリーナは、彼女の能力が評価される素晴らしい職に就いた

- マットはパートナーと離れ、一人で生きる方法を学びつつある
- ライアンは自身のセクシャリティを受け入れ、パートナーと結婚した
- ティアナは文章を書くようになり、彼女の詩は友人の間で評判を呼んでいる
- パーティー三昧だったビクトリアは自信を深め、バランスの取れた生き方を模索している
- 部下を叱責したウィンストンは自分の使命を強く感じ、将来に希望を持てるようになった

私にとって、クライアントたちの劇的な変化の指標となったのは、彼らが自分の経験や、その影響、自分らしい道を見つけるために乗り越えたことについて恐れず語れるようになったこと。つらい経験を口に出せるようになった彼らは、自分の物語から「恥」を追い出せたのです。もちろん勇気が必要ですが、彼らの言葉を借りれば、悩みは人と共有することで半分になります。

悩みが小さくなったと感じたら、自分の頑張りに感謝する時間をしっかり取りましょう。また、ウォーキングをしたら適度に休憩を取り、感謝の気持ちを感じたものをすべて記録することも大切です。長々と書く必要はありませんが、書き始めると、書

き留めておきたいことがたくさん出てくるものです。

最後に、この本の締めくくりとして、自分の核となる価値観や信念を探すエクササイズを行いましょう。そうした価値観や信念は、親のしつけや幼少期の社会との接点、成長する過程での世界との関わり方に基づいて形作られます。その結果、この世界を安全な場所だと思う人もいれば、危険だと思う人もいます。

ただし、中核となるそうした価値観は何歳になっても変えることが可能です。この点を心に留めて、「人生の10の原則」を作ってみましょう。

エクササイズ

人生の原則を見つける

このエクササイズの狙いは、将来的にどんな価値観や信念を有していたいかを明確にすることです。歩きながら、以下のような問いを自分に投げかけてみてください。

● どんなことに情熱を感じ、わくわくする?

●何にやる気を掻き立てられる？
●好きなものと嫌いなものは？
●大切にしている人生観は？
●どんなことに苛立つ？　それはなぜ？
●世界のどんなところを変えたい？　それはなぜ？
●今幸せを感じるのはどんなこと？　不幸だと感じるのはどんなこと？
●最近、友人や家族に腹が立ったり、苛立ったりしたことはある？ 原因は何？
●最近、気持ちを明るくしてくれたものは何？　それはなぜ？

振り返ってみて、古い価値観と新しい価値観が相容れない部分はありますか。今以上に明るい未来に向けて、どんな変化が必要でしょうか。

ウォーキングを終えるに当たって、先ほどの質問について十分に考えた上で、あなたにとっての「人生の10の原則」を整理して書き出してみましょう。納得のいくリストができ上がったら、ウォーキングのたびに、自分の人生にその「10の原則」をどう取り込めるか自問してみてください。

心の底から信じられるものを大切にできる、シンプルながら質の高い人生を創り出してほしい――私からのアドバイスはこの点に尽きます。身の回りを整理して、身軽に旅に出かけ、余分な荷物を捨て去ったおかげで手に入れた自由を満喫しましょう。最後に、この本を通して、ときには日の光の下で、ときには暗闇で私たちを導いてくれた動物の話に戻りましょう。私は毎日のウォーキングの際に、狼がともに歩き、私を導き、私の選択や行動に影響を与えてくれると感じています。

狼は本能に従って行動する強い野生動物ですが、同時に弱さを抱え、ストレスや緊張を感じやすい動物でもあります。見た目は強くても、中身は必ずしもそうではありませんが、それでも狼は自分の強さの源泉を知っています。以下の文章は、狼が私に与えてくれたインスピレーションに感謝して記したものです。

朧月夜（おぼろづきよ）の下で、狼は自然界の生存競争に勝ち続けるという、あまりの難題に恐れをなしているように見えた。だが星空の下で静かに横たわり、広大な自然を眺めながら、彼はため息をついてこう言った。

「ようやく分かった。私の家族はこの群れだけではない。風や木々、地上や空の自然の中にも家族はいる。そしてずっと昔から、夜には私の顔を照らす光となり、昼には魂を呼び覚ます太陽の暖かさとなって、私のそばにいてくれた。家族に会いたい、家族とつながりたいと心から願うときに、もう孤独や恐怖を感じる必要はない」

未知の世界に少しずつ足を踏み入れながら、狼はささやいた。

「打ち勝ってみせる。自分には未来につながる道を歩む本能と正直さ、洞察力がある。その道は、自分の過去が生み出すあらゆる恐れや障害を蹴散らし、それらと正面から向き合うよう励ましてくれるような道。私はもう未知なるものへの恐れを避けたりしない」

そうして彼は首を少しめぐらし、去っていった。

私と一緒に旅をしてくれた皆さんに感謝します。皆さんの未来に幸多からんことを。

幸運を祈って　ジョナサン・ホーバン

参考文献

1. www.pnas.org/content/early/2015/06/23/1510459112

2. www.mentalhealth.org.uk/news/stressed-nation-74-uk-overwhelmed-or-unable-cope-some-point-past-year

3. www.theguardian.com/society/2018/may/14/three-in-four-britons-felt-overwhelmed-by-stress-survey-reveals

4. Health and Safety Executive Labour Force Survey 2016/17

5. Lydon, J. (1986) Rise, Virgin

6. www.ons.gov.uk/peoplepopulationandcommunity/healthandsocialcare/drugusealcoholandsmoking/datasets/adultdrinkinghabits

ジョナサン・ホーバン

Jonathan Hoban

臨床心理士。ウォーキングにより自身がうつ病と依存症を克服した経験から、「ウォーキング・セラピー」を提唱し、その第一人者として活躍する。2014年に診療所「ウォーキング・セラピー・ロンドン（Walking Therapy London）」を開設。「英国カウンセリング・心理療法協会（BACP）」正会員。

井口景子

Keiko Iguchi

翻訳家、ジャーナリスト。「ニューズウィーク日本版」編集部を経て、フリーに。専門は、教育、英語、医療、家族など。米インディアナ大学大学院、および慶應義塾大学大学院にて言語学を学び、修士号取得。現在、昭和女子大学非常勤講師もつとめている。

装丁＋本文デザイン　竹内淳子（株式会社新藤慶昌堂）

校正　円水社

ウォーキング・セラピー

ストレス・不安(ふあん)・うつ・悪習慣(あくしゅうかん)を自分(じぶん)で断(た)ち切(き)る

2020年3月10日　初版発行

著　者　ジョナサン・ホーバン
訳　者　井口景子
発行者　小林圭太
発行所　株式会社ＣＣＣメディアハウス
〒141-8205　東京都品川区上大崎3丁目1番1号
電話　販売　03-5436-5721
編集　03-5436-5735
http://books.cccmh.co.jp

印刷・製本　株式会社新藤慶昌堂

ISBN978-4-484-20102-3